Das Parkbank-Workout

Das vorliegende Buch wurde sorgfältig erarbeitet. Dennoch erfolgen alle Angaben ohne Gewähr. Weder der Autor noch der Verlag können für eventuelle Nachteile oder Schäden, die aus den im Buch vorgestellten Informationen resultieren, Haftung übernehmen.

Holger Meier

Das PARKBANK WORKOUT

ÜBER 50 ÜBUNGEN
für ein effektives Outdoortraining

Meyer & Meyer Verlag

Das Parkbank-Workout

Bibliografische Information der Deutschen Nationalbibliothek
Die Deutsche Nationalbibliothek verzeichnet diese Publikation in der Deutschen Nationalbibliografie; detaillierte bibliografische Details sind im Internet über <http://dnb.d-nb.de> abrufbar.

Alle Rechte, insbesondere das Recht der Vervielfältigung und Verbreitung sowie das Recht der Übersetzung, vorbehalten. Kein Teil des Werkes darf in irgendeiner Form – durch Fotokopie, Mikrofilm oder ein anderes Verfahren – ohne schriftliche Genehmigung des Verlages reproduziert oder unter Verwendung elektronischer Systeme verarbeitet, gespeichert, vervielfältigt oder verbreitet werden.

© 2020 by Meyer & Meyer Verlag, Aachen
Auckland, Beirut, Dubai, Hägendorf, Hongkong, Indianapolis, Kairo, Kapstadt, Manila, Maidenhead, Neu-Delhi, Singapur, Sydney, Teheran, Wien

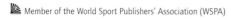 Member of the World Sport Publishers' Association (WSPA)

Gesamtherstellung: Print Consult GmbH, München

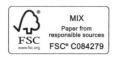

ISBN 978-3-8403-7686-3
E-Mail: verlag@m-m-sports.com
www.dersportverlag.de

INHALT

1		Einleitung	12
	1.1	Über mich	13
	1.2	Warum dieses Buch?	13
	1.3	Wie ist dieses Buch aufgebaut?	14
	1.4	Was ist das Parkbank-Workout?	14
	1.5	Was sind die Inhalte des Parkbank-Workouts?	15
2		Das kleine Einmaleins des Trainings	16
	2.1	Wie oft in der Woche trainieren?	16
	2.2	Regeneration	17
	2.3	Wie trainieren?	19
	2.4	Die Trainingsprogramme	21
	2.5	Kleidung	23
	2.6	Aufwärmen	24
	2.7	Wie intensiv trainieren?	24
	2.8	Wo trainieren?	25
3		Anleitung	28
	3.1	Ausführung der Übungen	29
	3.2	Schwierigkeit – Kategorien der Übungen	29
	3.3	Kategorien der Muskelgruppen	31
	3.4	Die absolut obersten Regeln	32
4		Übungen	34
	4.1	Oberkörper-/Armeübungen	34
		4.1.1 Liegestütz mit den Händen auf der Bank – Schwierigkeit: normal	34
		4.1.2 Liegestütz mit den Händen auf der Lehne – Schwierigkeit: leicht	36

	4.1.3	Liegestütz mit den Füßen auf der Bank – Schwierigkeit: schwer	37
	4.1.4	Dips – Schwierigkeit: normal	38
	4.1.5	Drei-Punkt-Dips – Schwierigkeit: schwer	39
	4.1.6	Händelauf hoch auf die Bank – Schwierigkeit: normal	40
	4.1.7	Händelauf seitlich auf der Bank – Schwierigkeit: leicht	41
	4.1.8	Liegestütz mit den Händen auf der Bank und Abstoßen – Schwierigkeit: schwer	42
	4.1.9	Händelauf mit den Füßen auf der Bank – Schwierigkeit: schwer	44
	4.1.10	Pikes mit den Füßen auf der Sitzfläche – Schwierigkeit: schwer	45
	4.1.11	Liegestütz mit den Füßen auf der Rückenlehne – Schwierigkeit: plus+	46
	4.1.12	Drei-Punkt-Liegestütz – Schwierigkeit: schwer	47
	4.1.13	Pikes mit den Füßen auf der Rückenlehne – Schwierigkeit: plus+	48
	4.1.14	Liegestütz mit den Füßen auf der Bank und Abstoßen – Schwierigkeit: plus+	50
	4.1.15	Händelauf hoch auf die Bank und Liegestütz – Schwierigkeit: plus+	52
4.2	Rumpfübungen		55
	4.2.1	Twist mit gestreckten Armen – Schwierigkeit: normal	55
	4.2.2	Knie zur Brust – Schwierigkeit: normal	56
	4.2.3	Seitbeuge im Stehen – Schwierigkeit: normal	57
	4.2.4	Liegendes X – Schwierigkeit: schwer	58
	4.2.5	Halbes Klappmesser – Schwierigkeit: schwer/plus+	60
	4.2.6	Liegender Mountain Climber – Schwierigkeit: normal	62
	4.2.7	Sitzender Sprinter – Schwierigkeit: schwer	64

	4.2.8	Flutter Kicks – Schwierigkeit: normal	66
	4.2.9	Halber Adler – Schwierigkeit: normal	68
	4.2.10	Unterarmstütz mit Scherensprung – Schwierigkeit: normal	70
	4.2.11	Twist mit den Händen auf der Bank – Schwierigkeit: normal	72
	4.2.12	Waage mit der Hand auf der Bank – Schwierigkeit: normal	74
	4.2.13	Mountain Climber mit den Händen auf der Bank – Schwierigkeit: schwer	76
	4.2.14	Mountain Climber diagonal, mit den Händen auf der Bank – Schwierigkeit: schwer	78
	4.2.15	Mountain Climber gerannt, mit den Händen auf der Bank – Schwierigkeit: plus+	80
	4.2.16	Knie zum Ellbogen mit den Füßen auf der Bank – Schwierigkeit: plus+	82
	4.2.17	Waage mit den Füßen auf der Bank – Schwierigkeit: plus+	84
4.3	Beine-/Poübungen		86
	4.3.1	Hinsetzen und Aufstehen – Schwierigkeit: leicht	86
	4.3.2	Ausfallschritt mit Festhalten an der Bank – Schwierigkeit: leicht	88
	4.3.3	Hinsetzen und Aufspringen – Schwierigkeit: mittel	89
	4.3.4	Das Bein heben an der Bank – Schwierigkeit: leicht	90
	4.3.5	Auf die Bank steigen – Schwierigkeit: leicht	92
	4.3.6	Auf die Bank steigen mit Beinheben – Schwierigkeit: mittel	94
	4.3.7	Sprünge auf die Bank – Schwierigkeit: mittel	96
	4.3.8	Ausfallschritt mit dem Fuß auf der Bank – Schwierigkeit: normal	97
	4.3.9	Ausfallschritt mit Twist mit dem Fuß auf der Bank – Schwierigkeit: schwer	98

	4.3.10	Die Bank entlangsteigen – Schwierigkeit: schwer	100
	4.3.11	Die Bank entlangspringen – Schwierigkeit: schwer	102
	4.3.12	Beinspreizen zur Seite – Schwierigkeit: mittel	104
	4.3.13	Beinpendel nach vorne und hinten – Schwierigkeit: mittel	106
	4.3.14	Skorpion – Schwierigkeit: schwer	108
	4.3.15	Pistols – Schwierigkeit: plus+	110
4.4	Ganzkörperübungen		112
	4.4.1	Burpee mit auf die Bank steigen – Schwierigkeit: plus+	112
	4.4.2	Burpee mit Händelauf auf die Bank – Schwierigkeit: plus+	116

5 Trainingspläne — 122

5.0	Die Steuerung der Trainingspläne/ der Ganzwochen-Trainingsplan		122
	5.0.1	Ganzwochenplan: Beispiel für einen Wochenplan mit einer Muskelgruppe	123
	5.0.2	Ganzwochenplan: Beispiel für einen Wochenplan mit mehreren Muskelgruppen	124
5.1	Trainingsplan klassisch – Rumpf		126
5.2	Trainingsplan klassisch – Oberkörper und Arme		128
5.3	Trainingsplan klassisch – Beine und Po/Steigen und Springen		130
5.4	Trainingsplan klassisch – Rumpf 2		132
5.5	Trainingsplan klassisch – Rumpf 3/Extreme		134
5.6	Trainingsplan klassisch – Beine-Po 2/Bauch-Beine-Po		136
5.7	Trainingsplan klassisch – Oberkörper und Arme 2/Extreme		138
5.8	Trainingsplan Tabata – Beispiel mit einer Übung		140
5.9	Trainingsplan Tabata – Beispiel mit zwei Übungen		142
5.10	Trainingsplan HIIT – Functional		146
5.11	Trainingsplan AMRAP – Beispiel mit drei Übungen		148

INHALT

	5.12	Trainingsplan EMOM 10 Minuten – Beispiel mit einer Übung	150
	5.13	Trainingsplan EMOM 10 Minuten – Beispiel mit zwei Übungen	152
	5.14	Trainingsplan Push-ups-Challenge	154
	5.15	Trainingsplan statische Übungen	158
	5.16	Trainingsplan Fatburner	160
	5.17	Trainingsplan Burpee Challenge	162
	5.18	Trainingsplan der „Plus+"-Übungen	164
	5.19	Trainingsplan „Von Bank zu Bank laufen 1"	166
	5.20	Trainingsplan Bumerang – Beispiel mit einer Übung	168
6	**Der Park**		**170**
	6.1	Die Wege im Park	171
		6.1.1 Trainingsplan „Vom Walker zum Läufer"	172
		6.1.2 Trainingsplan „Von Bank zu Bank laufen 2"	174
	6.2	Die Wiese (Beispiele für Ganzkörperworkout und Entspannung)	176
		6.2.1 Die Bodyweight-Übungen	177
		6.2.2 Die Kniebeuge – Schwierigkeit: normal	178
		6.2.3 Die Ausfallschritte – Schwierigkeit: normal	179
		6.2.4 Der Ausfallschritt mit Rotation – Schwierigkeit: schwer	180
		6.2.5 Der Liegestütz – Schwierigkeit: normal	181
		6.2.6 Military Press – Schwierigkeit: schwer	182
		6.2.7 Crunches – Schwierigkeit: normal	183
		6.2.8 Crunches mit gestreckten Armen – Schwierigkeit: schwer	184
		6.2.9 Russian Twist – Schwierigkeit: schwer	185
		6.2.10 Planke – Schwierigkeit: normal	186
		6.2.11 Von der Planke zum Liegestütz – Schwierigkeit: schwer	187

6.2.12	Mountain Climber – Schwierigkeit: normal	188
6.2.13	Knieheben im Stand – Schwierigkeit: normal/schwer	189
6.2.14	Hampelmänner – Schwierigkeit: schwer	190
6.2.15	Burpees – Schwierigkeit: plus+	191
6.2.16	Trainingsplan „Ganzkörperzirkel"	194
6.2.17	Trainingsplan „Fatburner"	200
6.2.18	Die positive Macht der Wiese!	202
6.3	Schaukel (Beispiele für den Rumpf)	203
6.3.1	Pikes an der Schaukel – Rumpf – Schwierigkeit: schwer	204
6.3.2	Superman an der Schaukel, kniend – Rumpf – Schwierigkeit: schwer	206
6.3.3	Superman an der Schaukel, stehend – Rumpf – Schwierigkeit: schwer	208
6.3.4	Liegestützrotation – Rumpf – Schwierigkeit: plus+	209
6.3.5	Trainingsplan „Rumpf an der Schaukel" – EMOM – 10 Minuten mit zwei Übungen	210
6.4	Das Reck (Beispiele für den Oberkörper/die Arme)	212
6.4.1	Rudern am Reck – Oberkörper/Arme – Schwierigkeit: normal – mittel – schwer	213
6.4.2	Liegestütz am Reck – Oberkörper/Arme – Schwierigkeit: normal	214
6.4.3	Trizeps Curls am Reck – Oberkörper/Arme – Schwierigkeit: normal – mittel – schwer	215
6.4.4	Bizeps Curls am Reck – Oberkörper/Arme – Schwierigkeit: normal – mittel – schwer	216
6.4.5	Klimmzug Bizeps – Oberkörper/Arme/Rumpf – Schwierigkeit: schwer	217
6.4.6	Klimmzug – Oberkörper/Arme – Schwierigkeit: plus+	218
6.4.7	Trainingsplan „Push/Pull" Super-(Super-)Satz	220

	6.4.8	Trainingsplan „Bizeps/Trizeps" Super-(Super-)Satz	222
	6.4.9	Trainingsplan „Projekt: Einen Klimmzug meistern"	224
6.5	Treppen (Beispiele für die Beine/den Po)		230
	6.5.1	Skippings die Treppe hoch – Beine/Po – Schwierigkeit: mittel	231
	6.5.2	Frog Jumps die Treppe hoch – Beine/Po – Schwierigkeit: schwer	232
	6.5.3	Ausfallschritte die Treppe hoch – Beine/Po – Schwierigkeit: schwer	233
6.6	Der Park – Gesamttrainingsplan		234
	6.6.1	Beispiel-Trainingsplan „Die riesige Fitnesszone Park"	236

Anhang 241

1	Literatur	241
2	Über den Autor	241
3	Bildnachweis	242

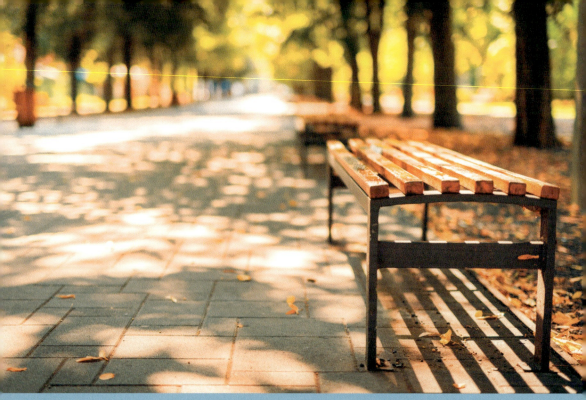

KAPITEL 1

1 EINLEITUNG

» Sie wollen sich gerne in Ihrem Alltag, in Ihrem Beruf und in Ihrem Leben spürbar fit fühlen?
» Sie wollen gerne ohne großen Aufwand effektiv darauf hintrainieren?
» Sie bevorzugen ein Training, welches Sie gleichermaßen indoor wie outdoor durchführen können? Ganz gleich, ob zu Hause, in Ihrem nahen Umfeld oder gar auf Reisen?

Dann beglückwünsche ich Sie herzlich zum Kauf dieses Buchs! Denn dieses Buch zeigt Ihnen dazu den perfekten Weg. Ganz einfach, nahezu überall durchführbar und äußerst effektiv. Versprochen!

Dazu brauchen Sie kein teures Fitnessgerät, keine Mitgliedschaft in einem Fitnessstudio oder einen langen Anfahrtsweg. Denn das Trainingsgerät finden Sie ganz bestimmt in Ihrer Nähe oder an einen Ihrem Lieblingsorte. Und dies völlig kostenlos und ohne Verpflichtungen (außer in Bezug auf Ihre eigene Fitness und Gesundheit). Die Rede ist von der Parkbank!

1.1 ÜBER MICH

Ich bin 51 Jahre jung und schon sehr lange im „Geschäft" Sport unterwegs. Als Jugendlicher war ich bereits bei „JUGEND TRAINIERT FÜR OLYMPIA" dabei, danach bin ich in den Leistungs-/und Extremsport hineingeschlittert. Auf meiner Vita stehen gut über 50 Marathons, diverse Ultraläufe (darunter zweimal 100 km), der IRONMAN® sowie „sonderbare Projekte" zum guten Zweck. Ich bin zum Beispiel einmal 48 km nonstop im Stadion auf einer 400-m-Bahn gelaufen oder bereits zweimal einen Nonstopmarathon auf einem Laufband.

Danach begann meine Trainerlaufbahn. Seit 2011 bin ich als Ausdauerspezialist, Fitness- und Personal Trainer sowie als Ernährungsberater sehr erfolgreich selbstständig tätig und betreue in den Bereichen Athletik, funktionales Training und Ernährungssteuerung, neben Hausfrauen, Managern und Firmen, verschiedene Weltmeister, Europameister, deutsche Meister und Spieler der ersten Bundesligen diverser Sportarten. Darüber hinaus gebe ich viele Fachseminare zu diesen Themen.

1.2 WARUM DIESES BUCH?

Bereits mein *TRIMM-DICH-BUCH* zeigt einen garantierten Weg auf, sich genau dort fit zu fühlen, wo man es am meisten braucht, nämlich im Leben selbst. Jedoch was genau ist Fitness für uns? Einen Marathon laufen zu können und gleichzeitig morgens Probleme zu haben, sich die Socken anzuziehen, weil die Bewegungsfähigkeit fehlt, ist das Fitness? Oder die Fähigkeit, 100 kg beim Bankdrücken sicher bewegen zu können und gleichzeitig außer Atem zu geraten, wenn wir zu Fuß in den zweiten Stock gehen, ist das wirklich Fitness?

Ich glaube zu wissen, Sie geben mir alle recht, wenn ich ganz klar sage: Nein! Dies ist keine Fitness! Denn Fitness ist weitaus mehr als nur Kraft oder Ausdauer. Fitness sollte viel breiter aufgestellt sein, und folgende elementaren Fähigkeiten umfassen:

- » Kraft,
- » Ausdauer,
- » Koordination,
- » Beweglichkeit und
- » Körperwahrnehmung.

Doch diese Fähigkeiten werden immer mehr verlernt. Die gute Nachricht: Man kann diese Fähigkeiten wieder aktivieren! Und wenn Sie daran arbeiten (trainieren/„Workout"), dann verspüren Sie in Ihrem Alltag und Leben eine tatsächliche Fitness. Und ganz nebenbei fühlen Sie sich auch noch besser, belastbarer, ausgeglichener als je zuvor.

In diesem Buch finden Sie nicht nur eine Fülle an Übungen und Trainingsplänen, welche Ihren Körper effektiv trainieren, sondern gleichzeitig werden auch diese genannten elementaren Fähigkeiten wieder (neu) erlernt beziehungsweise trainiert.

1.3   WIE IST DIESES BUCH AUFGEBAUT?

In diesem Buch erlernen Sie zuerst (Wenn Sie möchten!) das kleine Einmaleins des Trainings. Obwohl Sie natürlich direkt zu den Übungen oder Trainingsplänen in diesem Buch springen könnten, ist es mir sehr wichtig, dass Sie nicht nur lernen, was Fitnesstraining ist, sondern auch das *Wie* und das *Warum*! Denn erst, wenn Sie dies gelernt haben, sind Sie in der Lage, auch Ihr eigenes Training speziell auf Sie abgestimmt (nach Ihrem Bedarf, nach Ihren Vorlieben und Wünschen) zu entwerfen. Dieses Buch soll Sie dazu nicht nur inspirieren, sondern soll Ihnen gleichzeitig das Werkzeug dazu an die Hand geben. Weitere Möglichkeiten und weiteres fundiertes Wissen finden Sie dazu in meinem oben genannten Buch.

1.4   WAS IST DAS PARKBANK-WORKOUT?

Wie der Titel dieses Buchs bereits verrät, können wir das wertvolle Training zu einer wirklich spürbaren Fitness nahezu überall ausführen, denn eine Parkbank finden wir fast überall. Ich bin mir sicher, Sie werden überrascht sein, was alles an Übungen, zielorientierten Trainingsplänen und Prinzipien an einer Parkbank möglich ist! Dazu noch die Tatsache, dass wir eine (Park-)Bank in den verschiedensten Formen nahezu überall vorfinden und somit einem effektiven und funktionalen Training wirklich nichts im Wege steht.

> **HINWEIS:**
> *Achten Sie bitte stets auf die Sicherheit der (Park-)Bank. Ist sie stabil? Steht sie fest?*

1.5 WAS SIND DIE INHALTE DES PARKBANK-WORKOUTS?

» 49 effektive Übungen, sortiert nach Muskelgruppen.
» 20 Trainingspläne, entworfen für verschiedenste Ziele, Aufgaben und „Problemzonen".
» Eine (Park-)Bank steht nahezu überall. Sie finden sie draußen in Ihrem direkten Umfeld an so vielen Orten! Ob im Park, an Wander- und Waldwegen, an Spielplätzen und Plätzen in den Dörfern und Städten, in Grill- und Wanderhütten.
» Oder diese befinden sich bei Ihnen indoor in Form von Sofa, Bett oder Sitzbank am Esstisch. Obwohl ich das Training draußen an der frischen Luft unter Einbezug des Wetters absolut favorisiere, ergibt sich manchmal die Notwendigkeit, indoor zu trainieren. Mit diesem Buch haben Sie selbstverständlich auch diese Möglichkeit. Diverse Beispiele werden in diesem Buch aufgezeigt.
» Oder Sie befinden sich oft auf Reisen oder möchten Ihr Training im Urlaub nicht missen? Bänke gibt es überall!
» Bänke gibt es in den verschiedensten Formen: als (Park-)Bank, mit Lehne oder ohne, mit Tisch oder ohne, überdacht oder nicht (in Unterschlupf-/(Wander-)Hütten, in Form von Mauern (an der Promenade), in Form von Treppen. Es gibt diese Möglichkeit im Inland wie im Ausland.
Dieses Buch gibt Ihnen zu allen Formen Beispiele und Anregungen und ermöglicht Ihnen somit ein effektives Training gemäß Ihren Bedürfnissen, Wünschen und Zielen überall!
» Eine Stufe mehr als nur Bodyweight-Übungen mit dem eigenen Körpergewicht!

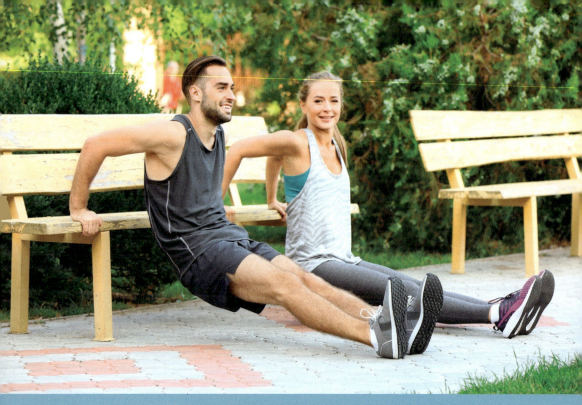

KAPITEL 2

2 DAS KLEINE EINMALEINS DES TRAININGS

Bevor Sie in die wertvolle Welt des spürbaren Trainings eintauchen, vorab noch einige Erklärungen aus der Trainingslehre. Damit sind Sie dann wunderbar aufgestellt, um das Training zu verstehen, und somit das *Wie*, *Was* und *Warum* zu kennen.

2.1 WIE OFT IN DER WOCHE TRAINIEREN?

Wir Trainer sagen zwar oft, einmal (Training die Woche) ist besser als keinmal, aber Hand aufs Herz, das ist natürlich bei Weitem zu wenig. Ich schlage Ihnen vor, jeden zweiten Tag vorerst zu trainieren. Das heißt ein Tag Training, danach ein Tag Pause usw.

In dem Moment, in welchen ich mich sportlich betätige, nimmt der Körper diesen als einen Reiz auf. Je nachdem, wie intensiv dieser Reiz ist, braucht der Körper eine gewisse Regenerationszeit, um diesen zu verarbeiten. Sollte dazu die Nacht nach der Trainingseinheit nicht ausreichen, dann benötigt der Körper Teile des nächsten Tages/oder den ganzen Tag ebenfalls noch dazu, um die Regeneration abzuschließen. Ein zu frühes erneutes Training der gleichen Muskelgruppe würde den Körper überlasten. Ein gut gesetzter Reiz und eine abgeschlossene Regeneration führt zu einer positiven körperlichen Anpassung. Sie werden je nach Trainingsreiz ausdauernder, stärker und fitter. Diesen Prozess nennt man die *Superkompensation*.

Wer mehr als „nur" jeden zweiten Tag trainieren möchte, schaut sich bitte den Ganzwochen-Trainingsplan in diesem Buch an oder trainiert an verschiedenen Tagen verschiedene Muskelgruppen. Die vielen Trainingsübungen in diesem Buch habe ich bewusst auch in Muskelgruppen sortiert, damit Sie von jetzt an auch Ihren eigenen Trainingsplan nach Ihren Vorlieben zusammenstellen können. Trainieren Sie zum Beispiel montags den Oberkörper, dienstags die Beine, mittwochs den Bauch usw.

Auch dazu werden Sie in der Rubrik Trainingspläne dieses Buchs natürlich fündig. Oder füllen Sie die trainingsfreien Tage mit Walken, leichtem Laufen oder Schwimmen auf!

2.2 REGENERATION

Wie gerade schon erwähnt, ist eine abgeschlossene Regeneration absolut notwendig, damit sich der Körper voll entwickeln kann. Jedoch was gehört alles zu einer Regeneration?

» **Pause**
- Sie beinhaltet viel mehr als „nur" eine ausreichende Pause. Aber allein schon die ausreichende Pause einzuhalten, scheint sehr schwer durchzuhalten zu sein. Sie glauben es nicht, wie oft ich einen Mangel an ausreichender Pause bei Trainierenden beobachten kann. Wenn ich schon eine Vielzahl der Tage der Woche trainieren will, dann muss ich aber auch wissen, wie. Sie erlernen es in diesem Buche, wie dies funktioniert und bekommen auch Trainingspläne gleich mit dazu.

- **Entspannung**
  - Nein, zur Regeneration gehört noch viel mehr als „nur" die Pause. Wie gestresst sind Sie in der Pause? Wenn Sie viel Stress haben, haben Sie auch entsprechend Entspannung? Das Gute ist, viele Menschen erleben bereits durch ein bedarfsangepasstes und funktionales Training die Entspannung und den Ausgleich zum Stress. Wenn dies jedoch nicht ausreicht, dann suchen Sie bitte noch zusätzliche Entspannung: Meditation, autogenes Training, Massage. Lesen Sie gerne?

- **Ernährung**
  - Einen wesentlichen Anteil an der Qualität der Regeneration hat die Ernährung. Während durch das Training (Reizsetzung) ein Substratabbau erfolgt, sollte durch die Ernährung ein guter Substrataufbau erfolgen. Hierbei sollte man darauf achten, dass man sich ausgewogen und gesund ernährt.

- **Getränke**
  - Trinken Sie genug? 2-3 Liter Flüssigkeit pro Tag sollten es schon sein! Hoffentlich nicht überwiegend zuckerhaltige Limonaden, sondern gutes Mineralwasser!
  - Vergessen Sie bitte nicht, auch während des Trainings immer etwas zu trinken zur Hand zu haben und in den Pausen immer etwas zu trinken. Wasser wäre auch hier eine sehr gute Wahl.

- **Schlafqualität**
  - Wie sieht es mit Ihrer Schlafqualität aus? Schlafen Sie genug? Liegen Sie gut? Fühlen Sie sich in Ihrem Schlafzimmer auch wohl? Wenn Sie eine der Fragen mit NEIN beantwortet haben, dann bitte unbedingt ändern, denn ohne gesunden Schlaf können wir auch nicht gesund und fit sein.

» **Krankheiten**

- Bei Krankheiten bitte nicht trainieren. Ruhen und kurieren Sie sich erst einmal sorgfältig aus, bevor Sie wieder zu neuen Taten schreiten. Keine Angst, das, was Sie sich bereits antrainiert haben, geht nicht verloren. Wenn Sie zu 100 % wieder gesund sind, dann 1-2-mal Training und Sie sind wieder so fit, wie vorher (oder gar fitter!)

» **Der innere Schweinehund**

- Wenn Sie sich an einem Tag auf einmal matt und angeschlagen fühlen und den inneren Schweinehund spüren, der Ihnen ins Gewissen flüstert, lieber auf der Coach zu verweilen, dann wägen Sie bitte ab, ob die innere Stimme nicht tatsächlich recht hat. Wenn Sie sonst so motiviert und mit viel Freude dem Training frönen, dann urplötzlich sich der innere Schweinehund unmissverständlich meldet, dann sollten Sie diesem auch nachgeben. Oftmals hat dieser Schweinehund tatsächlich recht und entpuppt sich als innerer Ratgeber. Ich denke, Sie können selbst gut unterscheiden, ist der innere Schweinehund nur ein Motivationsproblem oder ist er ein Signal?! Seien Sie also stets absolut ehrlich mit sich selbst.

2.3 WIE TRAINIEREN?

» **Ausführung**

- Wichtig ist, dass Sie vor allem korrekt trainieren. Schauen Sie sich die Übungen in diesem Buch ganz genau an und verinnerlichen Sie deren Beschreibung. Hier geht es ganz klar um QUALITÄT, statt um Quantität! Korrekte Technik ist das Maß aller Dinge und genau das, was Ihren Körper entwickelt.

» **Dosierung**

- Das Gleiche gilt für die richtige Dosierung. Sie finden in diesem Buch Vorgaben von Zeiten oder Wiederholungszahlen. Das, was aber darüber steht und Ihnen die Dosierung genauestens vorgibt, ist Ihr eigener Körper. Sie müssen nur etwas genauer Ihrem Körper zuhören, er sagt Ihnen schon ganz genau, was er möchte und was nicht!

» **Übungen**

- In den vielen verschiedenen Übungen werden Sie sehr viele dynamische Übungen, aber auch statische Übungen finden.

» Dynamische Übungen

- Dies sind Übungen mit einer Bewegung. Wie diese Bewegung in korrekter Ausführung aussehen soll, finden Sie in Kap. 4 genauestens bebildert und beschrieben. Das Absolvieren einer vollständigen und korrekten Bewegung gilt als eine Wiederholung.

» Statische Übungen

- Hier wird bei der jeweiligen Übung genauestens bebildert und beschrieben, wie eine bestimmte Position eingenommen und diese dann eine im Trainingsplan vorgegebene Zeit gehalten wird.

» **Wiederholung**

- Dies ist eine klassische Angabe, wie oft Sie eine Übung am Stück wiederholen sollen. Wenn es in einem Trainingsplan zum Beispiel bei einer Übung heißt: dreimal 15 Wiederholungen und dazwischen 90 Sekunden Pause, ist damit gemeint, dass Sie versuchen sollen, die betreffende Übung 15-mal ohne Pause durchzuführen. Diese 15 Wiederholungen wären dann ein Satz.

» **Satz**

- Dies ist eine klassische Angabe, wie oft Sie eine Übung wiederholen sollen. Wenn es in einem Trainingsplan bei einer Übung zum Beispiel heißt: dreimal 15 Wiederholungen und dazwischen 90 Sekunden Pause, ist damit gemeint, dass Sie versuchen sollen, die betreffende Übung 15-mal ohne Pause durchzuführen. Diese 15 Wiederholungen wären dann ein Satz. Wenn Sie den Satz dann absolviert haben, dürfen (und sollten!) Sie eine Pause, wie angegeben, durchführen.

» **Pause**

- Die Pausen können je nach Steuerung und Trainingsplan unterschiedlich ausfallen. Es können Satzpausen wie auch Rundenpausen sein. Diese sind in den Trainingsplänen immer genau definiert und mit einer Zeitdauer versehen, wie lange die Pause sein sollte! Der Inhalt der Pause kann auch vorgegeben sein. Diese Pause kann passiv sein wie auch aktiv!

- Meistens ist es eine passive Pause. Das heißt, Sie machen nichts anderes, als sich auszuruhen. Also, Sie machen nichts? Nein, das stimmt nicht ganz. Selbst das „Nichtstun" birgt verschiedene Aufgaben. Nutzen Sie die passive Pause, um Ihre Atmung zu regulieren und um zu trinken!

- Bei aktiven Pausen wird eine bestimmte Aufgabe formuliert, welche Sie in dieser Pause absolvieren sollen. Meistens beziehen sich die Aufgaben auf Übungen anderer Muskelgruppen, welche dann absolviert werden. Die Aufgabe bei der aktiven Pause ist in den Trainingsplänen genauestens vorgegeben.

2.4 DIE TRAININGSPROGRAMME

In diesem Buch finden Sie in den Trainingsplänen auch unterschiedliche Traingsmodi wieder. Es ist nicht nur die klassische Steuerung vorhanden im Sinne von dreimal 12 Wiederholungen. Sie finden hier auch je nach Zielsetzung unterschiedliche Trainingsmodi wieder; diese werden in den Trainingsplänen genauestens beschrieben:

» **Klassisch**

- Der Satz und Wiederholungsmodus

  Beispiel: *fünfmal 12 Wiederholungen*

  Hier werden Sie eine vorgegebene Anzahl und Wiederholungen einer Übung absolvieren.

» **EMOM**

- Every Minute On The Minute

  Beispiel: *10-mal drei Wiederholungen EMOM*

  Hier absolvieren Sie zu einer vollen Minute drei Wiederholungen der betreffenden Übung. Die Zeit, die Ihnen dann bis zur nächsten vollen Minute bleibt, ist Ihre passive Pause. Nehmen wir an, Sie benötigen für diese drei Wiederholungen der Übung 15 Sekunden. Dann hätten Sie noch 45 Sekunden Pause, bis der nächste Durchgang folgt. In unserem Beispiel würden Sie 10 Durchgänge absolvieren.

» **AMRAP**

- As Many Rounds As Possible

  Beispiel: *10 Wiederholungen von Übung 1 plus 12 Wiederholungen von Übung 2 = eine Runde / 15 Minuten AMRAP*

  In unserem Beispiel stellen Sie einen Timer auf 15 Minuten. Absolvieren Sie die vorgegebenen Übungen mit ihrer vorgegebenen Wiederholungszahl und schauen Sie, wie viele abgeschlossene Runden Sie innerhalb der 15 Minuten schaffen.

» **HIIT**

- High Intensiv Intervall Training

  Hier dürfen Sie ein (hoch-)intensives Zirkeltraining absolvieren/genießen.

HINWEIS:

HIIT-Training eignet sich hervorragend für Menschen mit einem kleinen Zeitbudget. HIIT-Programme zeichnen sich durch ihre zeitsparende Kompaktheit aus. Dennoch sind sie sehr intensiv und sollten von Trainierenden absolviert werden, welche bereits über Trainingserfahrung verfügen.

» **Tabata**
- Hier dürfen Sie die wohl bekannteste Variante des HIIT genießen.

> **HINWEIS:**
> *„Kurz und knackig" ist hier Programminhalt. Ein Tabata dauert gerade mal vier Minuten. Diese gestalten sich aber je nach Ausführung sehr anspruchsvoll!*

2.5 KLEIDUNG

Kleiden Sie sich bitte immer trainings- bzw. wetterangepasst, gerade wenn Sie oft draußen trainieren. Achten Sie auf gute und atmungsaktive Kleidung. Das gilt für *alle* Kleidungsschichten. Angefangen von der (Funktions-)Unterwäsche bis hin zur (Funktions-)Regenjacke. Die Zeiten eines Rocky Balboa, welcher nach einem strammen Lauf in Philadelphia die Treppe im dicken Baumwolle-Kapuzen-Sweatshirt (welches sich ordentlich mit Schweiß vollsaugt!) hochsprintet, sind vorbei!

Wenn das Wetter das erfordert, vergessen Sie nicht Handschuhe und Mütze.

> **HINWEIS:**
> *Training draußen macht tatsächlich bei fast jedem Wetter Spaß!*
>
> *Bedenken Sie, dass Sie sich zum Training anziehen und dass Sie dabei schwitzen. Ziehen Sie sich also nicht zu warm an, aber achten Sie darauf, dass Sie unmittelbar nach dem Training wetterangepasste, warme Kleidung anziehen.*
>
> *Meiden Sie natürlich extreme Wettersituationen wie Gewitter, Sturm, extreme Kälte und starke Hitze.*

2.6 AUFWÄRMEN

Aufwärmen vor dem Training ist für den Körper sehr wichtig. Bereiten Sie Ihren Organismus auf Sport vor, indem Sie Herz und Kreislauf und Atmung anregen, die Gelenke mobilisieren und die Muskeln bewegen. Kommen Sie dabei ruhig etwas ins Schwitzen!

Gehen oder laufen Sie zum Beispiel zur Ihrer Trainings-(Park-)Bank. Schwingen Sie dabei ruhig die Arme und bewegen Sie alle Gelenke. Idealerweise praktizieren Sie einige Wiederholungen der Übung, welche Sie gleich trainieren wollen, in leichterer Ausführung.

Wenn Sie zum Beispiel an der Bank Liegestütze mit erhöhten Füßen machen wollen, dann absolvieren Sie vorher 1-2 Sätze Liegestütze mit erhöhten Armen.

Schauen Sie sich immer vor einer Übung an, welche Gelenke diese wie bewegt und wärmen Sie diese gut auf. Und wenn Sie den Körper und entsprechende Gelenke „pantomimisch" ohne Widerstand 25-mal bewegen.

Mehr Details zum richtigen Aufwärmen sowie eine detaillierte Mobilitätsgymnastik finden Sie in meinem *TRIMM-DICH-BUCH*.

2.7 WIE INTENSIV TRAINIEREN?

Auch wenn Sie in den vielen Trainingsplänen diverse Vorgaben erhalten, wie oft Sie die Übungen in Wiederholung ausführen sollten, achten Sie stets auf die Signale Ihres Körpers! Ignorieren Sie diese nicht. Hören Sie beim Training immer in sich hinein. Ignorieren Sie nie Ihre Tagesform. Wie intensiv fühlt sich das Training für Sie an?

Gehen Sie niemals ans Limit oder darüber hinaus! Leicht aus Ihrer gefühlten Komfortzone dürfen Sie und sollen Sie kommen, je nach Trainingsziel, sogar. Auch ein leichter Muskelkater ist erwünscht. Somit weiß der Körper, wenn dieses Training öfters kommt, dass er sich anpassen (entwickeln) muss.

Hören Sie in sich hinein und lernen Sie Ihren Schweinehund kennen und richtig lesen. Geht noch eine Wiederholung oder Runde oder eben nicht? Leicht aus der Komfortzone, das sollte die Zielintensität sein. Passen Sie Ihr Training und die in diesem Buch vorhandenen Trainingspläne für sich persönlich an.

Aber: Überschreiten Sie niemals Ihr Limit!

Wachsen Sie mit und in diesem Buch mit Ihrer Fitness.

2.8 WO TRAINIEREN?

Wir stellen fest: (Park-)Bänke gibt es überall! Weltweit! Auch in Ihrer Nähe! Es gibt diese Bänke freistehend, mit und ohne Überdachung, indoor oder outdoor, in diversen unterschiedlichen Ausführungen und Abwandlungen und all diese können Sie für Ihr persönliches Training problemlos, vielfältig und kostenfrei nutzen!

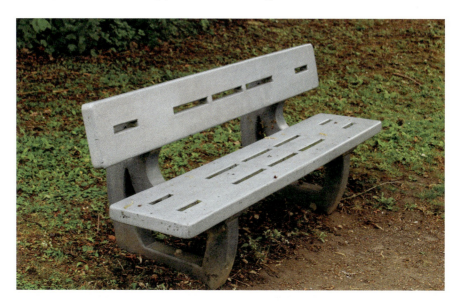

Sie können viele Varianten von „Bänken" benutzen:

» die klassische Parkbank (im Park, im Wald, an unendlich vielen Straßen und Wegen weltweit!),

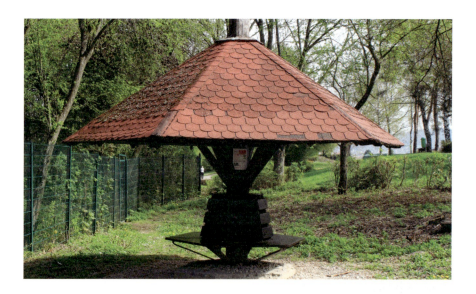

» Bänke mit Tischen (Picknickplätze, Raststätten),

» überdachte Bänke in Hütten (gut bei schlechtem Wetter),

» Mauern (Promenade im Urlaub),

» Treppenstufen,

» das Sofa und

» das Bett.

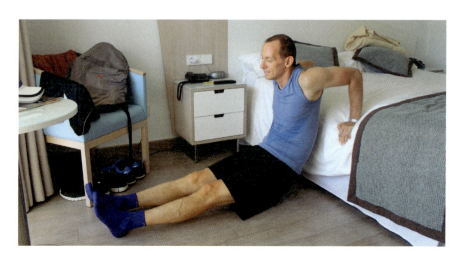

DAS KLEINE EINMALEINS DES TRAININGS   27

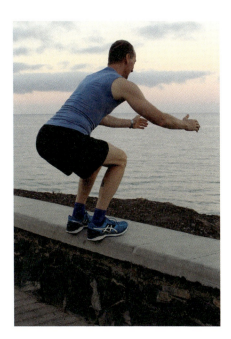
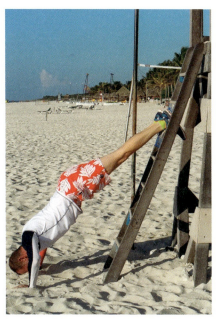

HINWEIS:

Achten Sie bitte bei all diesen Bänken auf Ihre Sicherheit! Steht die Bank auch sicher? Ist diese stabil genug? Besteht wirklich keinerlei Unfallgefahr?

Auch bei den Mauern: Was liegt hinter dieser Mauer? Geht es den Abhang hinunter?

Bitte setzen Sie für Ihr Training keine Stühle ein. Diese sind meist dazu nicht geeignet. Diese fallen gerne um und sind oft instabil!

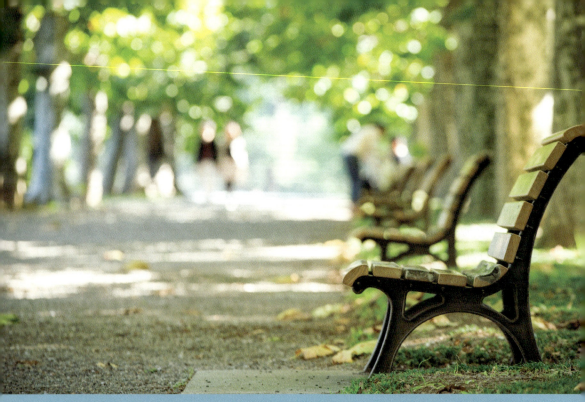

KAPITEL 3

3 ANLEITUNG

Die Überschrift „Anleitung" verrät es bereits: Sie können direkt an dieser Stelle in dieses Buchs einsteigen und müssen hier nicht mehr lange auf Ihre Übungen und Trainingspläne warten. Natürlich wäre es mir lieber, auch Sie würden die vorangegangenen Seiten lesen. Ich bin mir sicher, diese vermitteln Ihnen ein Gefühl über das *Warum* und das *Wie* Sie trainieren sollten. Zum *Was* und *Wo* komme ich noch in Kürze.

Sie wollen mit Ihrem Training gleich loslegen? Okay! Dennoch ein paar Punkte vorweg, welche im vorangegangenen Buch besprochen wurde und die Sie unbedingt wissen sollten!

» Beginnen Sie niemals „kalt" Ihr Training. Wärmen Sie sich grundsätzlich gründlich vorher auf.

» Sorgen Sie für (wetterangepasste) Kleidung und Getränke.

Nachfolgend finden Sie die Übungen, welche nach Muskelgruppen sortiert sind. Suchen Sie sich die entsprechenden Übungen aus, welche Sie trainieren möchten und/oder orientieren Sie sich an den Trainingsplänen in diesem Buch.

Und vor allem: Haben Sie dabei viel Spaß, Ausgleich und Erfolg! Genießen Sie Ihr Training jedes Mal aufs Neue!

3.1 AUSFÜHRUNG DER ÜBUNGEN

Absolvieren Sie die nachfolgenden Übungen bitte stets nur in korrekter Ausführung. Diese ist bei den Übungen selbst im Detail bebildert und beschrieben. Die korrekte Ausführung schützt Sie nicht nur vor Verletzungen, sondern garantiert Ihnen auch maximale Effektivität.

3.2 SCHWIERIGKEIT – KATEGORIEN DER ÜBUNGEN

Um eine Entwicklung zu bewirken, trainieren Sie bitte immer leicht forciert, das heißt, gehen Sie leicht aus Ihrer „Komfortzone" heraus, aber überlasten Sie sich nicht! Gehen Sie also bitte nie an Ihr Limit und darüber hinaus! Hören Sie stets in Ihren Körper hinein (Körpergefühl) und reagieren Sie auf seine Signale.

Damit Sie Ihr persönliches Training noch effektiver auf sich selbst abstimmen können, finden Sie bei vielen Übungen unterschiedliche Schwierigkeitsgrade:

Schwierigkeit/Kategorie	Geeignet ...
Leicht	... für Einsteiger:
	Herzlichen Glückwunsch! Willkommen in der Welt des Fitnesstrainings. Sie haben in letzter Zeit keinen Sport getrieben oder möchten nach einer Pause erneut wieder einsteigen? Kein Problem! Fangen Sie einfach mit den Übungen der Kategorie *leicht* an und genießen Sie diese. Aber Achtung: Sie werden sich sicher bald steigern!
Normal	Dies ist die Basisausführung der jeweilgen Übung. Von dieser ausgehend, sollte entschieden werden, ob Sie eine Übung leichter oder schwerer wählen müssen.
Schwer	... für Ambitionierte:
	Diese Kategorie wird Sie schon wesentlich intensiver fordern und Ihnen so manches abverlangen!
Plus+	... für absolut Fortgeschrittene:
	Diese Kategorie ist wirklich das „Nonplusultra" und wird Sie extrem fordern. Daher ist diese Kategorie wirklich nur für absolut Fortgeschrittene geeignet.
	Sie sind noch kein Fortgeschrittener? Dann trainieren Sie darauf hin!

HINWEIS:

Sie können diese Kategorien nicht nur in Bezug auf Ihren Fitnesszustand oder Tagesform wählen, sondern setzen Sie diese Möglichkeit auch bei den Trainingsplänen ein! Ihnen ist ein Trainingsplan zu leicht oder zu schwer? Ändern Sie einfach die Übung bezüglich der Kategorie, welche besser zu Ihnen passt!

Suchen Sie sich bitte immer den jeweiligen Schwierigkeitsgrad der jeweiligen Übung aus, welcher (aktuell) zu Ihnen passt. Dieser Schwierigkeitsgrad kann für Sie auch von Übung zu Übung variieren und muss gewiss nicht immer der Gleiche sein! Berücksichtigen Sie unbedingt die Punkte

» persönlicher Trainingszustand,

» Tagesform sowie

» Wohlbefinden,

damit das Training bei Ihnen positiv und effektiv wirken kann.

> **HINWEIS:**
>
> *Sollte eine Übung den für Sie passenden Schwierigkeitsgrad zur Verfügung haben, dann nehmen Sie die Anpassung an der Wiederholungszahl bzw. Sekundendauer der Übung vor.*

3.3 KATEGORIEN DER MUSKELGRUPPEN

Damit Sie Ihr personifiziertes Training besser gestalten können, oder Sie einen in diesem Buch vorgegebenen Trainingsplan besser verstehen und nachvollziehen können, werden alle Übungen in folgende Kategorien eingeteilt:

Kategorie	Diese Kategorie trainiert primär ...
Oberkörper/Arme	... den Oberkörper und die Arme, mit Einfluss auf den Rumpf.
Beine/Po	... die Beine und den Po.
Rumpf	... den Rumpf intensiv.
Ganzkörperübungen	... den ganzen Körper inklusive der Kategorien Oberkörper/Arme, Beine/Po und Rumpf.

3.4 DIE ABSOLUT OBERSTEN REGELN

Zusammenfassend, bevor es gleich mit den Übungen losgeht, noch einmal die obersten Regeln, die Sie beachten sollten, welche mir sehr am Herz liegen!

» **Hören Sie immer auf Ihren Körper!**

Training ist nicht nur das sture Ausüben einer (beschriebenen) Bewegung! Hören Sie dabei stets in Ihren Körper hinein. Was passiert da eigentlich, während ich diese Bewegung ausübe? Welche Muskeln arbeiten und welche Gelenke werden wie bewegt? Was macht dabei meine Atmung und mein Herz-Kreislauf-System? Trainieren Sie also auch die eigene Körperwahrnehmung und schaffen Sie sich somit einen (besseren) Zugang zu Ihrem Körper.

Erfühlen Sie gleichzeitig auch, wie es Ihrem Körper mit der jeweiligen Übung geht. Ist die Übung zu schwer oder ist sie zu leicht? Fühlt sich diese Bewegung geschmeidig an oder eher das Gegenteil davon?

Achten Sie auch auf klare Warnsignale des Körpers und ignorieren Sie diese auf keinen Fall! Auch wenn wir beim Training leicht aus der Komfortzone wollen, brechen Sie bitte bei Unwohlsein das Training sofort ab, denn übertriebener Ehrgeiz ist hier absolut fehl am Platze!

Und grundsätzlich: Machen Sie einen ärztlichen Check-up, bevor Sie mit diesem Buch trainieren!

» **Qualität statt Quantität!**

Achten Sie stets auf die absolut richtige Ausführung einer jeden Übung und Wiederholung. Es wäre wirklich nicht dienlich, wenn Sie unbedingt eine Wiederholungszahl (welche zum Beispiel in einem Trainingsplan steht) erreichen wollen und dabei die korrekte Ausführung außer Acht lassen. Sollten Sie mit einer korrekt ausgeführten Übung die vorgegebene Wiederholungszahl nicht erreichen, dann wechseln Sie einfach zu einer leichteren Übung (der gleichen Kategorie der Muskelgruppen) oder reduzieren Sie die Wiederholungszahl. Ein hohes Gut für das Erreichen einer gesunden Fitness ist die korrekte Ausführung einer jeden Übung!

» **Absolute Sicherheit!**

Sie werden feststellen, das Training an einer (Park-)Bank macht wirklich sehr viel Spaß, ist sehr effektiv und vor allem nachhaltig! Dennoch achten Sie vor lauter (berechtigter) Euphorie bitte immer auf die Sicherheit! Ist Ihr „Sportgerät" – die Park-(Bank) auch wirklich sicher? Ist diese in einem entsprechend stabilen Zustand und kann diese auch nicht umkippen? Steht diese im Sommer auch nicht in der prallen Sonne? Wenn Sie Zweifel an der jeweiligen Zweckmäßigkeit einer (Park-)Bank haben, dann nehmen Sie einfach eine bessere! (Park-)Bänke gibt es sehr viele! An so vielen Stellen, in jedem Ort, in jedem Land!

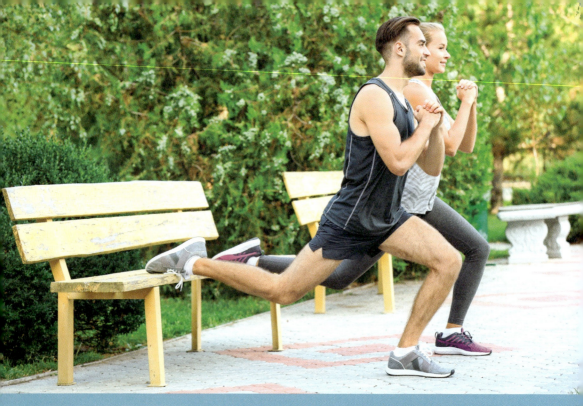

KAPITEL 4

4 ÜBUNGEN

4.1 OBERKÖRPER-/ARMEÜBUNGEN

4.1.1 Liegestütz mit den Händen auf der Bank – Schwierigkeit: normal

Gehen Sie gegen die Bank in die obere Liegestützposition. Der Kopf befindet sich in Verlängerung der Wirbelsäule. Ihre Hände befinden sich unter Ihren Schultern auf der Sitzfläche der Bank. Stellen Sie Ihre Beine zusammen und spannen Sie Ihren Bauch an. Dies ist Ihre Ausgangsposition. Bringen Sie nun durch Beugen Ihrer Ellbogen Ihren Brustkorb in Richtung Sitzfläche der Bank. Halten Sie kurz diese Position und drücken Sie sich dann in die Ausgangsposition zurück.

ÜBUNGEN

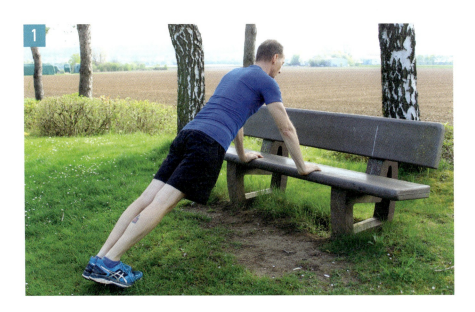

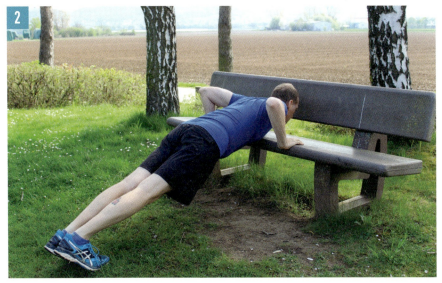

ACHTUNG:
Beachten Sie bitte die Rutschgefahr!

4.1.2 Liegestütz mit den Händen auf der Lehne – Schwierigkeit: leicht

Gehen Sie gegen die Lehne der Bank in die obere Liegestützposition. Der Kopf befindet sich in Verlängerung der Wirbelsäule. Ihre Hände befinden sich unter Ihren Schultern auf der Lehne der Bank. Stellen Sie Ihre Beine zusammen und spannen Sie Ihren Bauch an. Dies ist Ihre Ausgangsposition. Bringen Sie nun durch Beugen Ihrer Ellbogen Ihren Brustkorb in Richtung Lehne der Bank. Halten Sie kurz diese Position und drücken Sie sich dann in die Ausgangsposition zurück.

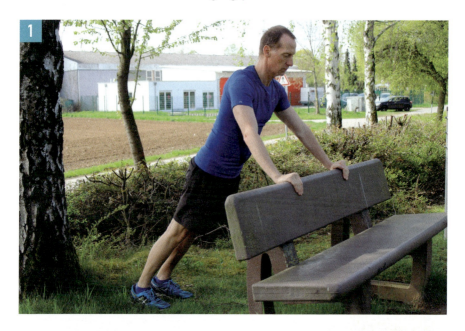

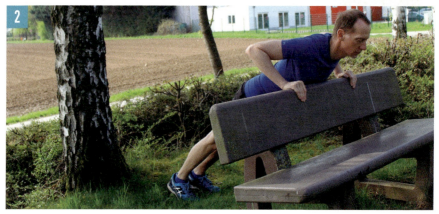

4.1.3 Liegestütz mit den Füßen auf der Bank – Schwierigkeit: schwer

Gehen Sie vor der Bank in die obere Liegestützposition. Ihre Füße befinden sich auf der Sitzfläche der Bank. Der Kopf befindet sich in Verlängerung der Wirbelsäule. Stellen Sie Ihre Beine zusammen und spannen Sie Ihren Bauch an. Dies ist Ihre Ausgangsposition. Bringen Sie nun durch Beugen Ihrer Ellbogen Ihren Brustkorb in Richtung Boden vor der Bank. Halten Sie kurz diese Position und drücken Sie sich dann in die Ausgangsposition zurück.

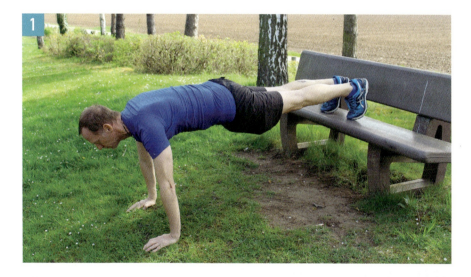

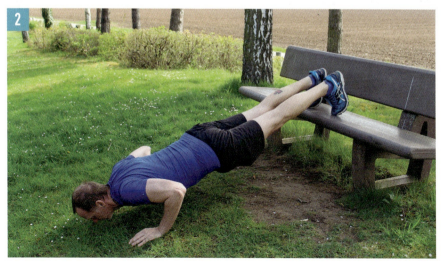

4.1.4 Dips – Schwierigkeit: normal

Positionieren Sie sich vor einer Bank und stützen Sie sich auf der Kante der Sitzfläche ab. Ihr Kopf ist in Verlängerung der Wirbelsäule, Ihre Beine sind gestreckt. Spannen Sie nun Ihren Bauch an. Beugen Sie nun die Ellbogen und lassen Sie Ihren Körper vor der Bank hinab. Achten Sie darauf, dass Ihre Ellbogen zur Bank zeigen. Halten Sie den tiefsten Punkt Ihrer Bewegung für einen Moment und drücken Sie sich in die Ausgangsposition zurück.

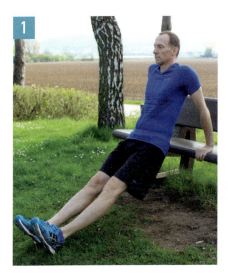
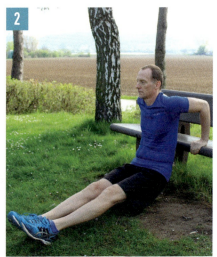

HINWEIS:
Sie können dabei Ihre Beine auch leicht beugen.

4.1.5 Drei-Punkt-Dips – Schwierigkeit: schwer

Positionieren Sie sich vor einer Bank und stützen Sie sich auf der Kante der Sitzfläche ab. Ihr Kopf ist in Verlängerung der Wirbelsäule, Ihre Beine sind gestreckt. Spannen Sie nun Ihren Bauch an und strecken Sie ein Bein waagerecht aus. Beugen Sie nun die Ellbogen und lassen Sie Ihren Körper vor der Bank hinab. Das Standbein dabei leicht beugen. Achten Sie darauf, dass Ihre Ellbogen zur Bank zeigen. Halten Sie den tiefsten Punkt Ihrer Bewegung für einen Moment und drücken Sie sich in die Ausgangsposition zurück. Nun wechseln Sie das ausgestreckte Bein.

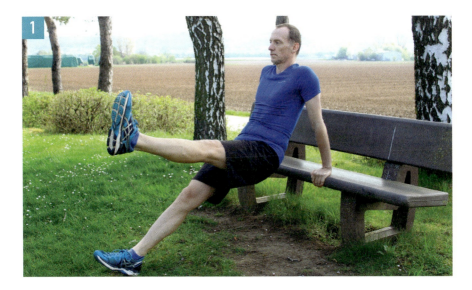

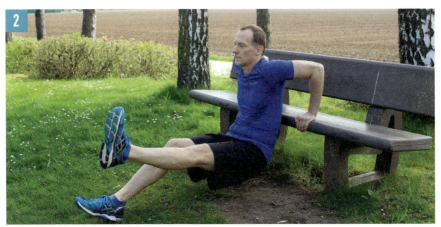

4.1.6 Händelauf hoch auf die Bank – Schwierigkeit: normal

Stellen Sie sich vor eine Bank und stützen Sie Ihre Hände auf der Sitzfläche ab. Der Körper ist gerade, der Kopf in Verlängerung der Wirbelsäule. Spannen Sie Ihren Bauch fest an. Nehmen Sie nun eine Hand von der Sitzfläche und greifen Sie die Sitzlehne. Folgen Sie nun mit der anderen Hand zur Sitzlehne. Halten Sie diese Position für einen Moment und wechseln Sie wieder nacheinander die Hände zur Sitzfläche zurück.

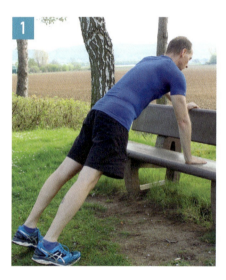
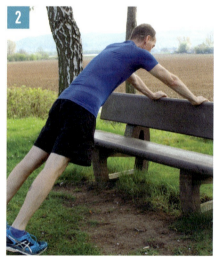

ACHTUNG:
Beachten Sie bitte die Rutschgefahr!

4.1.7 Händelauf seitlich auf der Bank – Schwierigkeit: leicht

Stellen Sie sich vor eine Bank und stützen Sie Ihre Hände an einem Ende der Bank auf der Sitzfläche ab. Der Körper ist gerade, der Kopf in Verlängerung der Wirbelsäule. Spannen Sie Ihren Bauch fest an. Laufen Sie nun vor der Bank von einem Ende der Bank zum anderen Ende der Bank. Achten Sie darauf, dass Ihr Rücken gerade bleibt. Laufen Sie nun zur Ausgangsposition zurück.

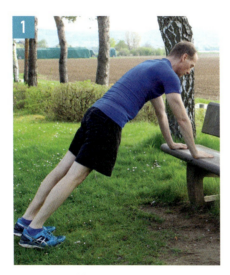
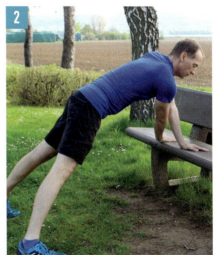

ACHTUNG:
Beachten Sie bitte die Rutschgefahr!

4.1.8 Liegestütz mit den Händen auf der Bank und Abstoßen – Schwierigkeit: schwer

Gehen Sie gegen die Bank in die obere Liegestützposition. Der Kopf befindet sich in Verlängerung der Wirbelsäule. Ihre Hände befinden sich unter Ihren Schultern auf der Sitzfläche der Bank. Stellen Sie Ihre Beine zusammen und spannen Sie Ihren Bauch an. Dies ist Ihre Ausgangsposition. Bringen Sie nun durch Beugen Ihrer Ellbogen Ihren Brustkorb in Richtung Sitzfläche der Bank. Halten Sie kurz diese Position und stoßen Sie sich dann so explosionsartig in die Ausgangsposition und von der Sitzfläche der Bank weg.

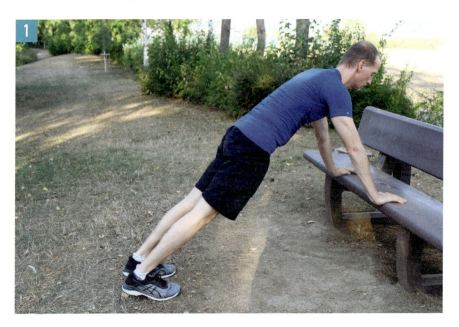

ÜBUNGEN 43

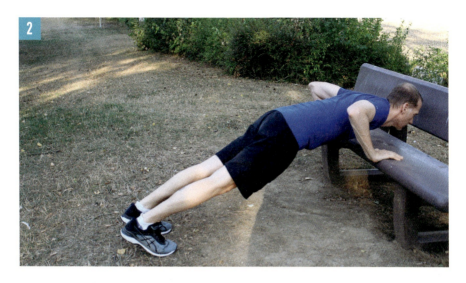

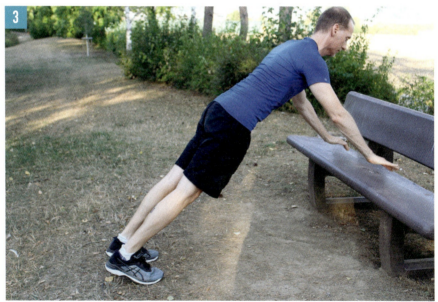

ACHTUNG:
Beachten Sie bitte die Rutschgefahr!

44 Das PARKBANK-WORKOUT

4.1.9 Händelauf mit den Füßen auf der Bank – Schwierigkeit: schwer

Gehen Sie an einem Ende der Bank in die Ausgangsposition des Liegestützes. Ihre Füße befinden sich auf der Sitzfläche und Ihre Hände sind unter Ihren Schultern am Boden. Der Kopf befindet sich in Verlängerung der Wirbelsäule. Spannen Sie nun Ihren Bauch an und laufen Sie von einem Ende der Bank zum anderen und wieder zurück.

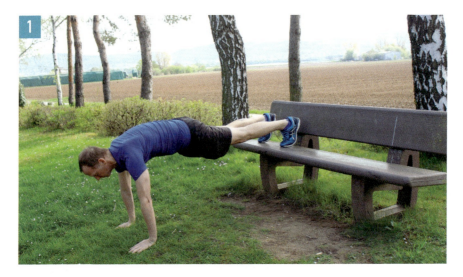

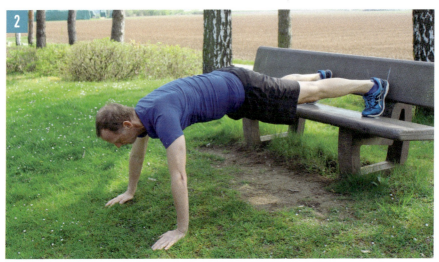

4.1.10 Pikes mit den Füßen auf der Sitzfläche – Schwierigkeit: schwer

Gehen Sie in die Ausgangsposition des Liegestützes. Ihre Füße befinden sich auf der Sitzfläche und Ihre Hände sind unter Ihren Schultern am Boden. Der Kopf befindet sich in Verlängerung der Wirbelsäule. Spannen Sie nun Ihren Bauch an und heben Sie Ihren Po an. Ihr Rücken ist gerade. Lassen Sie nun kontrolliert durch Beugen der Ellbogen Ihren Oberkörper in Richtung Boden ab. Halten Sie diese Position kurz und gehen Sie in die Ausgangsposition zurück.

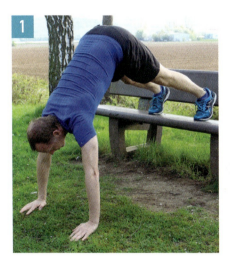
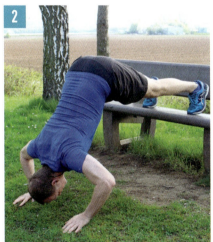

ACHTUNG:

Achten Sie auf ein absolut sicheres Herablassen Ihres Oberkörpers, da Sie sich mit Ihrem Kopf voran dem Boden nähern!

4.1.11 Liegestütz mit den Füßen auf der Rückenlehne – Schwierigkeit: plus+

Gehen Sie hinter der Bank in die obere Liegestützposition. Ihre Füße befinden sich auf der Kante der Lehne der Bank. Der Kopf befindet sich in Verlängerung der Wirbelsäule. Stellen Sie Ihre Beine zusammen und spannen Sie Ihren Bauch an. Dies ist Ihre Ausgangsposition. Bringen Sie nun durch Beugen Ihrer Ellbogen Ihren Brustkorb in Richtung Boden vor der Bank. Halten Sie kurz diese Position und drücken Sie sich dann in die Ausgangsposition zurück.

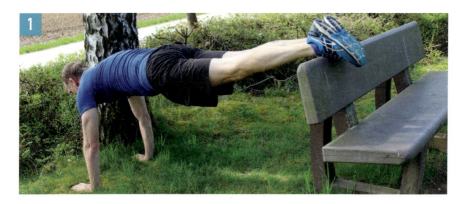

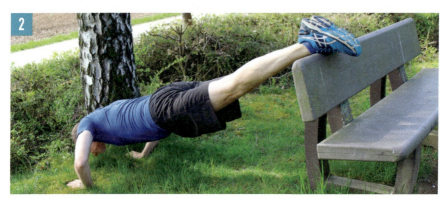

HINWEIS:

Diese sehr schwere Variante des Liegestützes könnten Sie natürlich weiter erschweren, wenn Sie dabei von einem Ende zum anderen Ende der Bank laufen würden! Siehe z. B. Übung 4.1.9 „Händelauf mit den Füßen auf der Bank" (Seite 44).

4.1.12 Drei-Punkt-Liegestütz – Schwierigkeit: schwer

Gehen Sie gegen die Bank in die obere Liegestützposition. Der Kopf befindet sich in Verlängerung der Wirbelsäule. Ihre Hände befinden sich unter Ihren Schultern auf der Sitzfläche der Bank. Spannen Sie Ihren Bauch fest an und strecken Sie ein Bein waagerecht nach hinten. Dies ist Ihre Ausgangsposition. Bringen Sie nun durch Beugen Ihrer Ellbogen Ihren Brustkorb in Richtung Sitzfläche der Bank. Halten Sie kurz diese Position und drücken Sie sich dann in die Ausgangsposition zurück. Wechseln Sie nun das Bein.

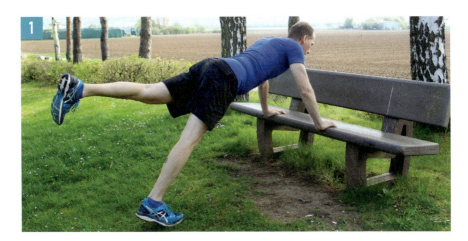

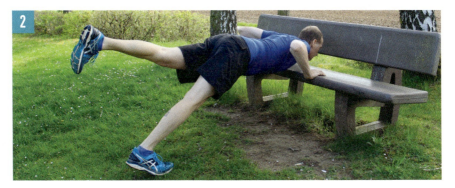

ACHTUNG:
Beachten Sie bitte die Rutschgefahr!

4.1.13 Pikes mit den Füßen auf der Rückenlehne – Schwierigkeit: plus+

Gehen Sie in die Ausgangsposition des Liegestützes. Ihre Füße befinden sich auf der oberen Kante der Rückenlehne und Ihre Hände sind unter Ihren Schultern am Boden. Der Kopf befindet sich in Verlängerung der Wirbelsäule. Spannen Sie nun Ihren Bauch an. Ihr Rücken ist gerade. Lassen Sie nun kontrolliert durch Beugen der Ellbogen Ihren Oberkörper in Richtung Boden ab. Halten Sie diese Position kurz und gehen Sie in die Ausgangsposition zurück.

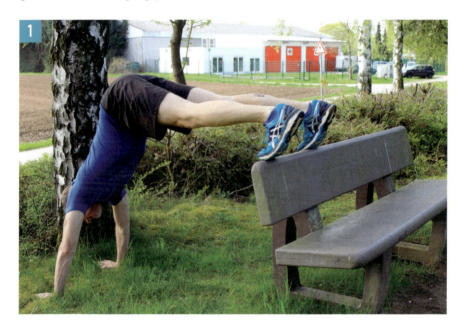

ÜBUNGEN 49

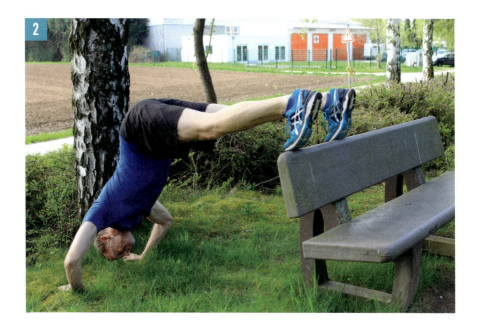

ACHTUNG:

Achten Sie auf ein absolut sicheres Herablassen Ihres Oberkörpers, da Sie sich mit Ihrem Kopf voran dem Boden nähern! Es empfiehlt sich, die Übung 4.1.10 „Pikes mit den Füßen auf der Sitzfläche" (Seite 45) gut zu beherrschen!

4.1.14 Liegestütz mit den Füßen auf der Bank und Abstoßen – Schwierigkeit: plus+

Gehen Sie vor der Bank in die obere Liegestützposition. Ihre Füße befinden sich auf der Sitzfläche der Bank. Der Kopf befindet sich in Verlängerung der Wirbelsäule. Stellen Sie Ihre Beine zusammen und spannen Sie Ihren Bauch an. Dies ist Ihre Ausgangsposition. Bringen Sie nun durch Beugen Ihrer Ellbogen Ihren Brustkorb in Richtung Boden vor der Bank. Halten Sie kurz diese Position und stoßen Sie sich dann explosionsartig in die Ausgangsposition zurück und vom Boden weg.

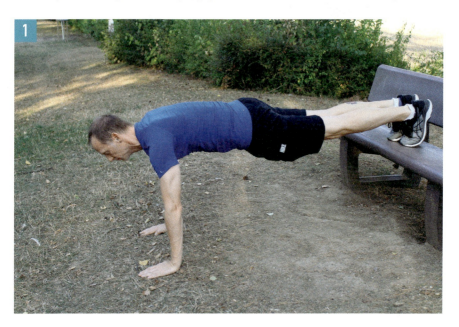

ÜBUNGEN

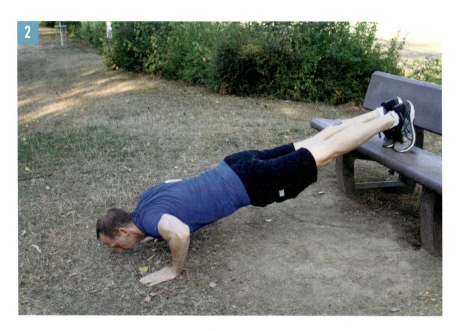

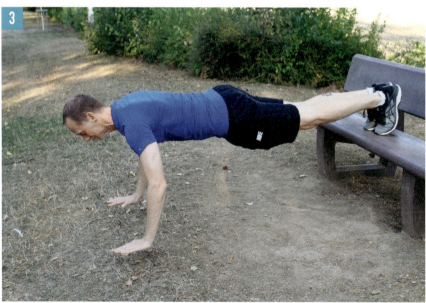

4.1.15 Händelauf hoch auf die Bank und Liegestütz – Schwierigkeit: plus+

Gehen Sie vor einer Bank in die obere Liegestützposition. Der Körper ist gerade, der Kopf in Verlängerung der Wirbelsäule. Spannen Sie Ihren Bauch fest an. Nehmen Sie nun eine Hand vom Boden und greifen Sie die Sitzfläche der Bank. Folgen Sie nun mit der anderen Hand zur Sitzlehne. Halten Sie diese Position für einen Moment, wechseln Sie dann wieder nacheinander die Hände zum Boden zurück und absolvieren Sie einen Liegestütz.

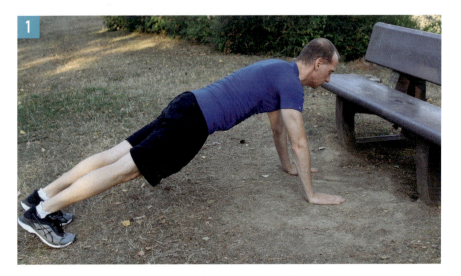

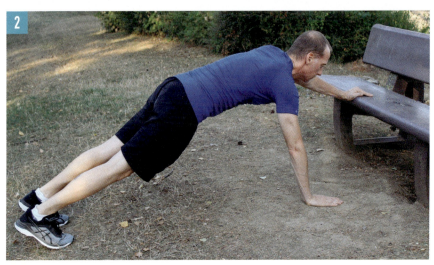

ÜBUNGEN

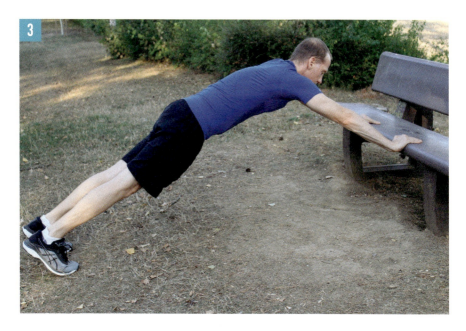

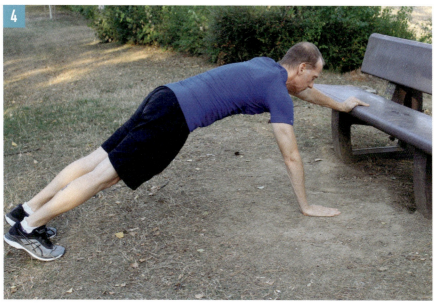

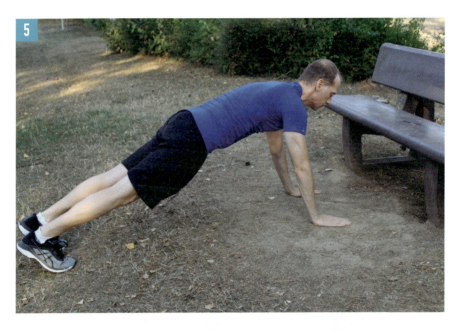

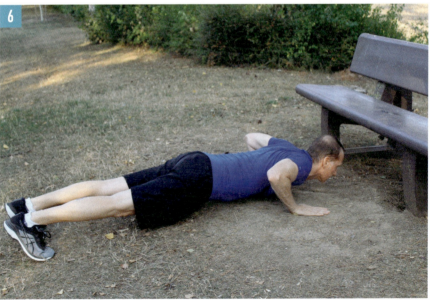

4.2 RUMPFÜBUNGEN

4.2.1 Twist mit gestreckten Armen – Schwierigkeit: normal

Setzen Sie sich auf die Bank. Der Oberkörper ist aufrecht, der Kopf in Verlängerung der Wirbelsäule. Strecken Sie nun Ihre Arme vor Ihrem Oberkörper aus und greifen Sie Ihre Hände. Spannen Sie den Bauch an, bringen Sie Ihre Beine zusammen, strecken Sie diese und heben Sie sie vom Boden ab. Drehen Sie nun Ihren Oberkörper zu einer Seite. Halten Sie diese Position kurz und drehen Sie Ihren Oberkörper zurück zur Ausgangsposition. Stoppen Sie hier kurz, um dann sich zur anderen Seite zu drehen. Strecken Sie im gesamten Bewegungsablauf Ihre Beine vom Boden weg.

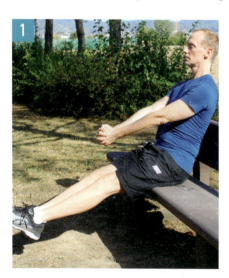 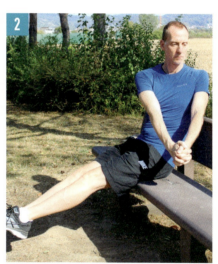

HINWEIS:

Je langsamer die Bewegung ist, desto effektiver ist die Übung.

4.2.2 Knie zur Brust – Schwierigkeit: normal

Setzen Sie sich seitlich ans Ende der Bank. Ihr Oberkörper ist aufrecht, der Kopf in Verlängerung der Wirbelsäule. Spannen Sie Ihren Bauch an und ziehen Sie Ihre Knie nahe an Ihre Brust. Strecken Sie nun langsam und kontrolliert Ihre Beine aus, ohne dabei die Bauchspannung zu verlieren. Halten Sie kurz diese Position und führen Sie Ihre Knie wieder nahe an Ihre Brust zurück.

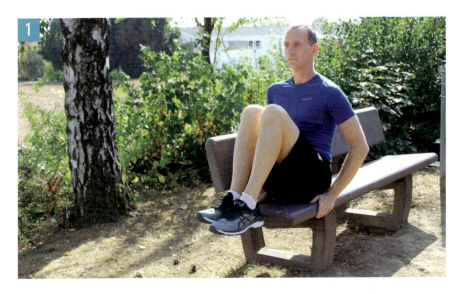

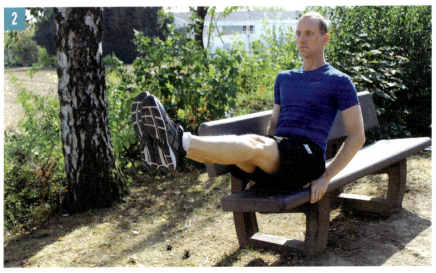

4.2.3 Seitbeuge im Stehen – Schwierigkeit: normal

Stellen Sie sich aufrecht hinter eine Bank. Halten Sie sich mit der linken Hand an der Lehne fest. Spannen Sie nun Ihren Bauch an, bringen Sie die rechte Hand zum Kopf und heben Sie das rechte Bein vom Boden ab. Beugen Sie sich nun seitlich auf die rechte Seite. Das Knie des nun gebeugten rechten Beins und der Ellbogen des gebeugten rechten Arms nähern sich dicht an (oder berühren sich sogar!). Halten Sie diese Position kurz und gehen Sie langsam in die Ausgangsposition zurück. Wechseln Sie nach der Wiederholungszahl des jeweiligen Trainingsplans die Seite.

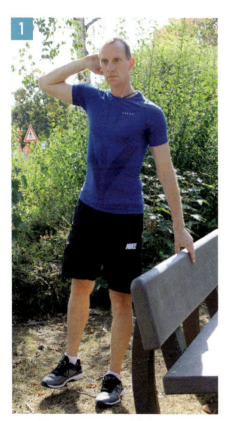
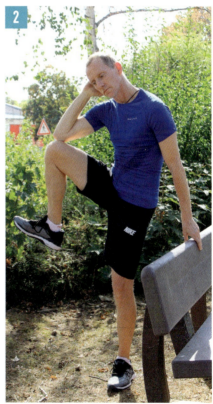

HINWEIS:
Je langsamer die Bewegung ist, desto effektiver ist die Übung.

4.2.4 Liegendes X – Schwierigkeit: schwer

Machen Sie einen seitlichen Unterarmstütz auf der Bank. Stellen Sie ruhig einen Fuß leicht vor den anderen. Der Körper ist gerade (auf einer Linie, neigt sich auch nicht nach vorne oder hinten), der Kopf ist in Verlängerung der Wirbelsäule. Spannen Sie Ihren Bauch an und heben Sie den anderen Arm in Verlängerung Ihrer Schulter in die Luft. Balancieren Sie Ihren Körper aus und heben Sie das obere Bein an. Knicken Sie dabei nicht mit dem Rumpf ein! Halten Sie diese Position kurz und gehen Sie dann stabil und kontrolliert langsam in die Ausgangsposition zurück. Wechseln Sie nach der Wiederholungszahl des jeweiligen Trainingsplans die Seite.

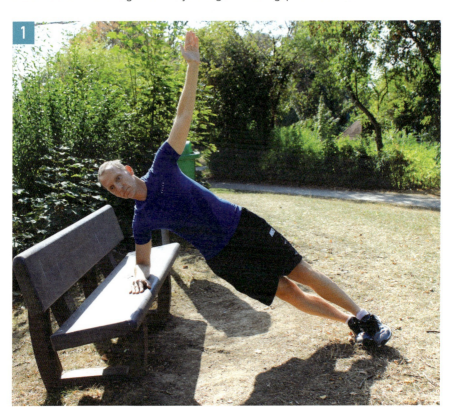

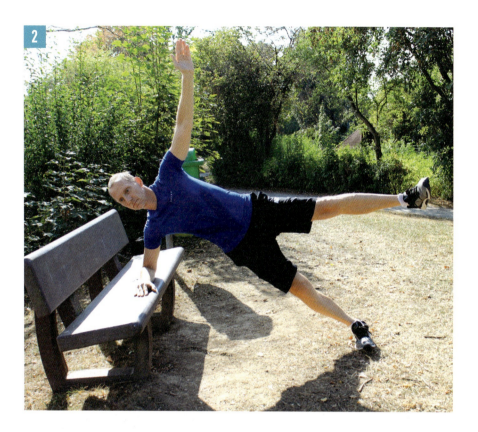

> **HINWEIS:**
> Je langsamer die Bewegung ist, desto effektiver ist die Übung.

4.2.5 Halbes Klappmesser – Schwierigkeit: schwer/plus+

Legen Sie sich rücklings ans Ende einer Bank. Halten Sie sich mit den Händen über dem Kopf an der Sitzfläche fest. Spannen Sie Ihren Bauch an und drücken Sie Ihren unteren Rücken leicht gegen die Sitzfläche. Ihre Beine sind zusammen, gestreckt und Ihre Schuhsohlen zeigen zum Himmel. Senken Sie nun langsam und kontrolliert Ihre Beine ab. Die Beine bleiben gestreckt. Senken Sie die Beine aber nur so weit ab, wie Sie über diesen ganzen Bewegungsablauf absolute Kontrolle haben. Sobald Sie die Spannung im Bauch oder das Andrücken des unteren Rückens gegen die Sitzfläche nicht mehr halten können, ist der Bewegungsablauf bereits zu weit. In diesem Falle bringen Sie Ihre Beine wieder in Richtung Ausgangsposition zurück.

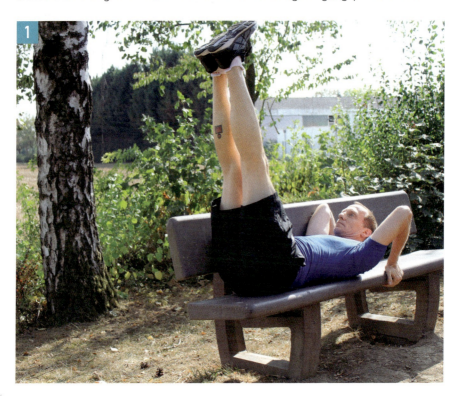

ÜBUNGEN 61

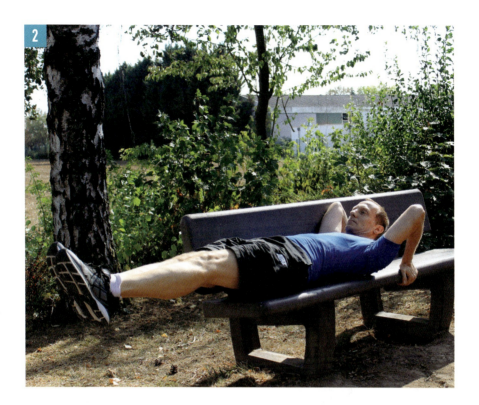

HINWEIS 1:

Tasten Sie sich von Trainingseinheit zu Trainingseinheit langsam und kontrolliert in diesem Bewegungsablauf vor, bis Sie die Beine kontrolliert weiter absenken können.

HINWEIS 2:

Sie können auch gezielt auf diese Übung hintrainieren, indem Sie zuerst die Übung 4.2.8 „Flutter Kicks" (Seite 66) beherrschen.

ALTERNATIVE:

Sie können bei dieser Übung auch Ihren Kopf auf der Sitzfläche ablegen.

4.2.6 Liegender Mountain Climber – Schwierigkeit: normal

Legen Sie sich rücklings ans Ende einer Bank. Halten Sie sich mit den Händen über dem Kopf an der Sitzfläche fest. Spannen Sie Ihren Bauch an und drücken Sie Ihren unteren Rücken leicht gegen die Sitzfläche. Strecken Sie nun Ihre Beine ca. 45° von sich weg. Beugen Sie nun ein Knie und ziehen Sie dieses nah an Ihre Brust, während das andere Bein ausgestreckt bleibt. Das ist Ihre Ausgangsposition. Strecken Sie nun wieder das angewinkelte Knie und strecken Sie das Bein, während Sie nun das andere Bein anwinkeln und das Knie zu Ihrer Brust heranziehen.

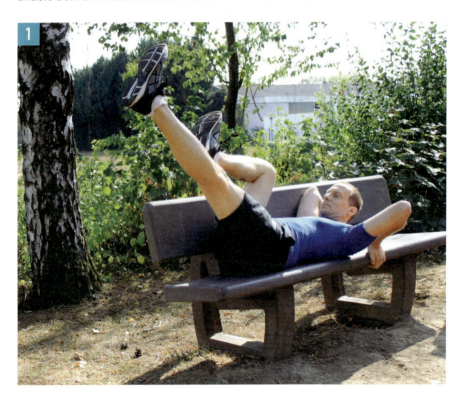

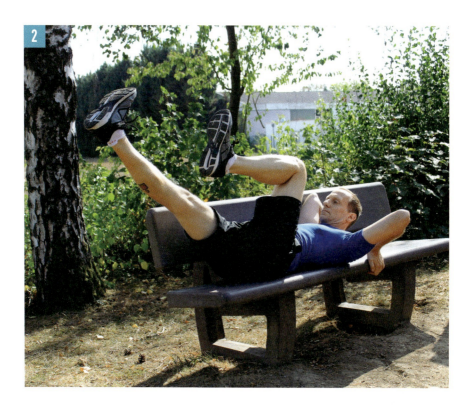

HINWEIS:

Dies ist eine lang gezogene Bewegung! Während Sie ein Knie nah an Ihre Brust herangezogen haben, ist das andere Bein noch so gut wie möglich gestreckt.

ALTERNATIVE 1:

Sie können bei dieser Übung Ihren Kopf auch auf der Sitzfläche ablegen.

ALTERNATIVE 2:

Radfahren: Führen Sie die Beinbewegung nicht mehr lang gezogen aus, sondern in Kreisen.

4.2.7 Sitzender Sprinter – Schwierigkeit: schwer

Setzen Sie sich längs an das Ende der Bank. Spannen Sie Ihren Bauch an und lehnen Sie sich mit dem Oberkörper so weit zurück, wie es Ihre Bauchspannung zulässt. Strecken Sie ein Bein aus, während Sie das andere Bein anwinkeln und das Knie in Richtung Brust führen. Nehmen Sie bei dieser Bewegung Ihre Arme dynamisch mit, als würden Sie sprinten.

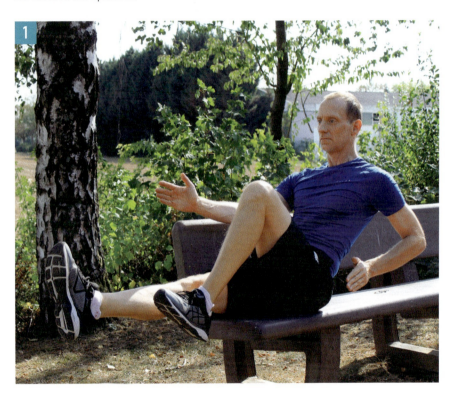

ÜBUNGEN

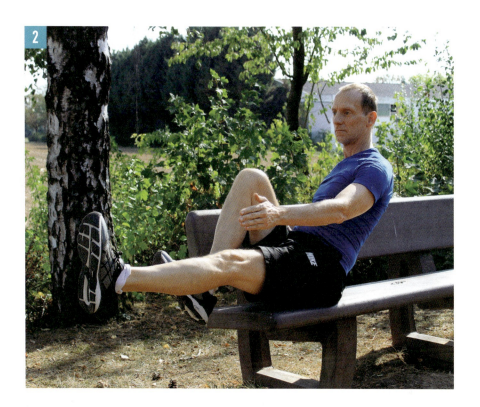

4.2.8 Flutter Kicks – Schwierigkeit: normal

Legen Sie sich rücklings ans Ende einer Bank. Halten Sie sich mit den Händen über dem Kopf an der Sitzfläche fest. Spannen Sie Ihren Bauch an und drücken Sie Ihren unteren Rücken leicht gegen die Sitzfläche. Strecken Sie nun beide Beine nach oben hin aus, Ihre Schuhsohlen zeigen zum Himmel.

Senken Sie nun ein Bein gestreckt ab. So entsteht ein rechter Winkel zwischen den Beinpositionen. Das ist Ihre Ausgangsposition. Senken Sie nun das eine Bein ab, während das andere sich zum Himmel streckt.

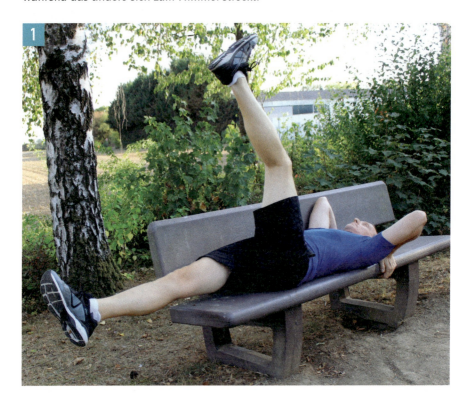

ÜBUNGEN

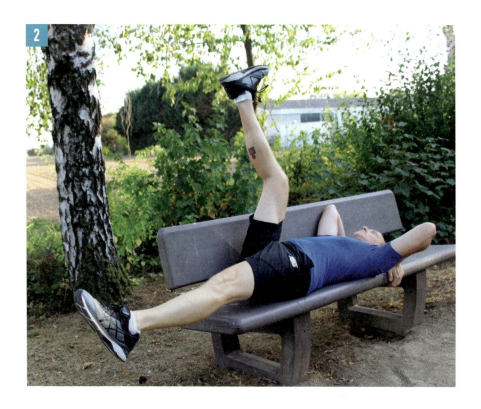

HINWEIS 1:

Achten Sie bitte darauf, dass immer der rechte Winkel am Ende des Positionswechsels der Beine entsteht. Während ein Bein horizontal gestreckt ist, ist das andere immer senkrecht und die Schuhsohle zeigt zum Himmel.

HINWEIS 2:

Je langsamer die Bewegung ist, desto effektiver ist die Übung.

4.2.9 Halber Adler – Schwierigkeit: normal

Gehen Sie gegen die Bank in die obere Liegestützposition. Der Kopf befindet sich in Verlängerung der Wirbelsäule. Ihre Hände befinden sich in Schulterbreite auf der Sitzfläche der Bank. Stellen Sie Ihre Beine hüftbreit auseinander und spannen Sie Ihren Bauch an. Das ist Ihre Ausgangsposition. Strecken Sie nun einen Arm auf Schulterhöhe zur Seite aus. Halten Sie diese Position kurz und balancieren Sie sich aus. Führen Sie nun den ausgestreckten Arm zur Ausgangsposition zurück. Halten Sie diese Position kurz und strecken Sie nun den anderen Arm zur Seite aus.

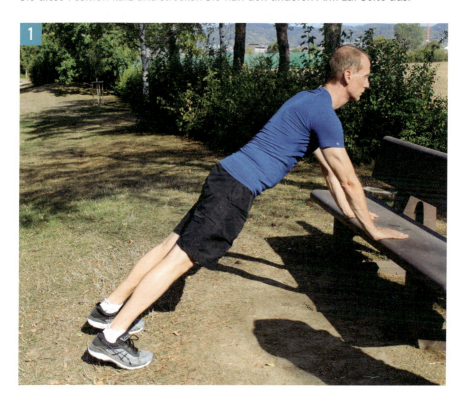

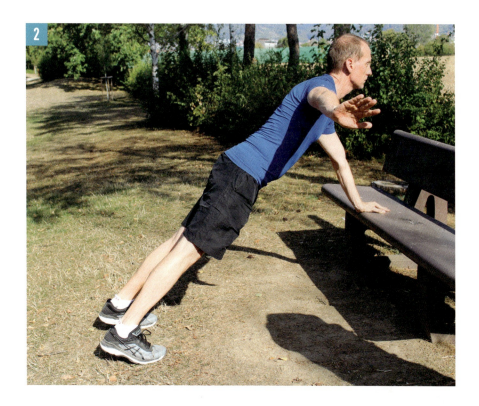

ACHTUNG:

Beachten Sie bitte die Rutschgefahr!

HINWEIS:

Je näher Ihre Beine zusammenstehen, desto schwerer wird die Übung!

4.2.10 Unterarmstütz mit Scherensprung – Schwierigkeit: normal

Gehen Sie gegen die Bank in die Unterarmstützposition. Ihre Unterarme liegen dabei auf der Sitzfläche der Bank. Der Körper ist gerade, der Kopf ist in Verlängerung der Wirbelsäule. Spannen Sie den Bauch an. Dies ist Ihre Ausgangsposition. Springen Sie nun mit den Beinen jeweils nach außen in die Grätsche. Halten Sie diese Position kurz und springen Sie mit den Beinen in die Ausgangsposition zurück.

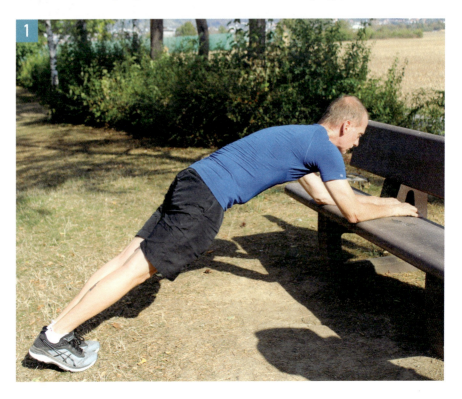

ÜBUNGEN 71

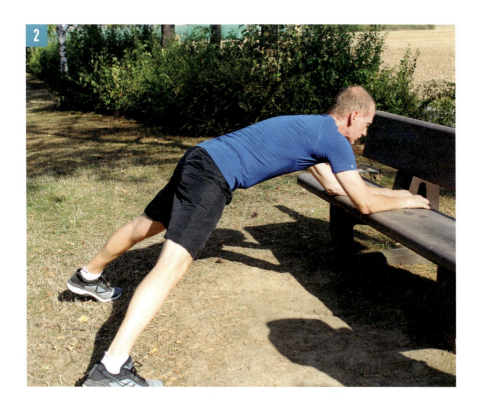

ACHTUNG:

Beachten Sie bitte die Rutschgefahr!

4.2.11 Twist mit den Händen auf der Bank – Schwierigkeit: normal

Gehen Sie gegen die Bank in die obere Liegestützposition. Der Kopf befindet sich in Verlängerung der Wirbelsäule. Ihre Hände befinden sich unter Ihren Schultern auf der Sitzfläche der Bank. Ihre Beine stehen etwas breiter als hüftbreit auseinander. Spannen Sie Ihren Bauch an. Dies ist Ihre Ausgangsposition. Lösen Sie nun die rechte Hand von der Bank. Rotieren Sie Ihren Oberkörper nach rechts und bringen Sie dadurch Ihren rechten gestreckten Arm zum Himmel. Halten Sie diese Position einen kurzen Moment und rotieren Sie Ihren Oberkörper kontrolliert zur Ausgangsposition zurück. Stoppen Sie kurz in der Ausgangsposition und absolvieren Sie dann die Rotationsbewegung zur linken Seite.

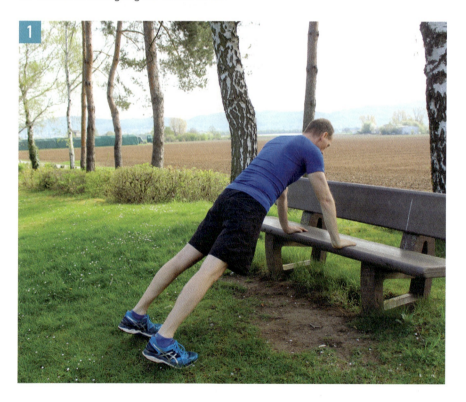

ÜBUNGEN 73

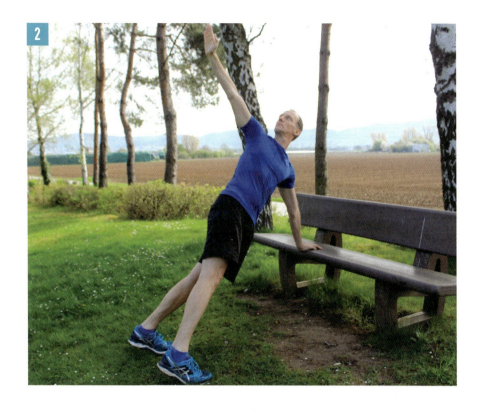

HINWEIS:
Je langsamer die Bewegung ist, desto effektiver ist die Übung.

4.2.12 Waage mit der Hand auf der Bank – Schwierigkeit: normal

Gehen Sie gegen die Bank in die obere Liegestützposition. Der Kopf befindet sich in Verlängerung der Wirbelsäule. Ihre Hände befinden sich unter Ihren Schultern auf der Sitzfläche der Bank. Ihre Beine stehen hüftbreit auseinander. Spannen Sie Ihren Bauch an. Dies ist Ihre Ausgangsposition. Heben Sie nun Ihren rechten Arm nach vorne und gleichzeitig Ihr linkes Bein nach hinten in die Waagerechte an. Ihr Rücken bleibt dabei gerade. Halten Sie kurz diese Position und gehen Sie dann kontrolliert in die Ausgangsposition zurück. Wiederholen Sie nun diese Bewegung mit dem linken Arm und dem rechten Bein.

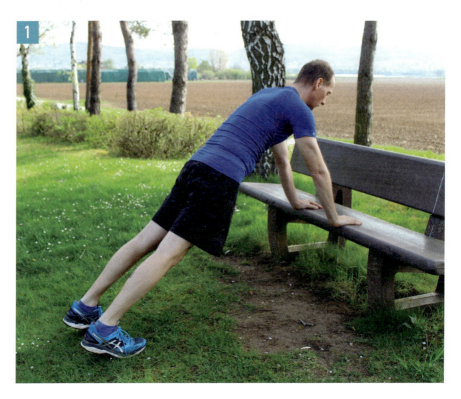

ÜBUNGEN

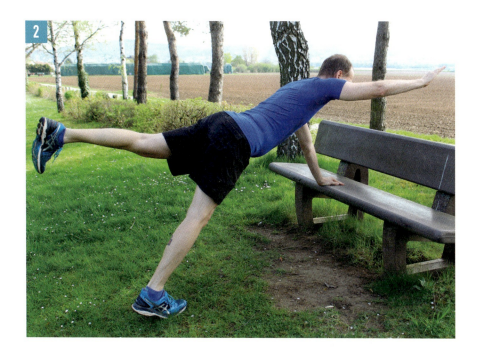

ACHTUNG:
Beachten Sie bitte die Rutschgefahr!

HINWEIS:
Je langsamer die Bewegung ist, desto effektiver ist die Übung.

4.2.13 Mountain Climber mit den Händen auf der Bank – Schwierigkeit: schwer

Gehen Sie gegen die Bank in die obere Liegestützposition. Der Kopf befindet sich in Verlängerung der Wirbelsäule. Ihre Hände befinden sich unter Ihren Schultern auf der Sitzfläche der Bank. Ihre Beine stehen nahe zusammen. Spannen Sie Ihren Bauch an. Dies ist Ihre Ausgangsposition. Ziehen Sie nun das rechte Knie so nah an Ihre Brust, wie Sie können. Halten Sie diese Position für einen Moment und gehen Sie in die Ausgangsposition zurück. Wechseln Sie nun auf das linke Bein.

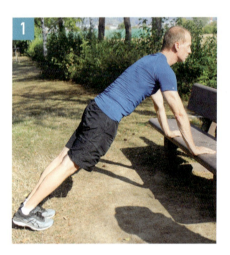
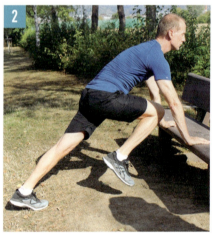
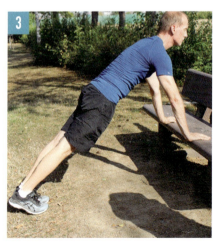
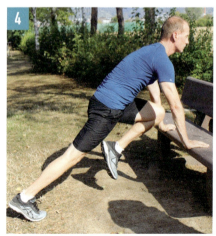

HINWEIS 1:

Diese Übung ist nicht nur ein exzellenter Vertreter der Gruppe „Rumpf", sondern auch ein waschechter Vertreter der Gruppe „Ganzkörperübungen".

HINWEIS 2:

Dieser Bewegungsablauf findet immer abwechselnd statt. Linkes Bein, rechtes Bein, linkes Bein, rechtes Bein . . .

HINWEIS 3:

Je langsamer die Bewegung ist, desto effektiver ist die Übung.

4.2.14 Mountain Climber diagonal mit den Händen auf der Bank – Schwierigkeit: schwer

Gehen Sie gegen die Bank in die obere Liegestützposition. Der Kopf befindet sich in Verlängerung der Wirbelsäule. Ihre Hände befinden sich unter Ihren Schultern auf der Sitzfläche der Bank. Ihre Beine stehen nahe zusammen. Spannen Sie Ihren Bauch an. Dies ist Ihre Ausgangsposition. Ziehen Sie nun das rechte Knie diagonal in Richtung Ihres linken Ellbogens. Halten Sie diese Position für einen Moment und gehen Sie in die Ausgangsposition zurück. Wechseln Sie nun auf das linke Bein und führen Sie dieses zu Ihrem rechten Ellbogen.

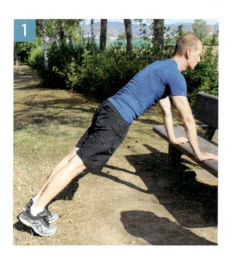
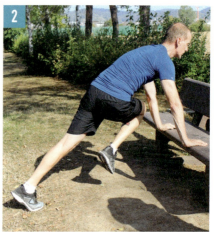
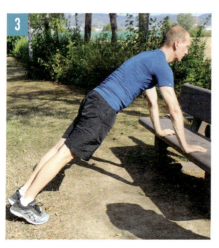
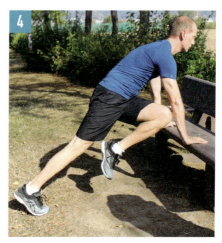

HINWEIS 1:

Diese Übung ist nicht nur ein exzellenter Vertreter der Gruppe „Rumpf", sondern auch ein waschechter Vertreter der Gruppe „Ganzkörperübungen".

HINWEIS 2:

Dieser Bewegungsablauf findet immer abwechselnd statt. Linkes Bein, rechtes Bein, linkes Bein, rechtes Bein . . .

HINWEIS 3:

Je langsamer die Bewegung ist, desto effektiver ist die Übung.

80 | Das PARKBANK-WORKOUT

4.2.15 Mountain Climber gerannt, mit den Händen auf der Bank – Schwierigkeit: plus+

Gehen Sie gegen die Bank in die obere Liegestützposition. Der Kopf befindet sich in Verlängerung der Wirbelsäule. Ihre Hände befinden sich unter Ihren Schultern auf der Sitzfläche der Bank. Ihre Beine stehen nahe zusammen. Spannen Sie Ihren Bauch an. Dies ist Ihre Ausgangsposition. Laufen Sie nun in dieser Position und führen Sie Ihre Knie jeweils in Richtung Ihrer Brust.

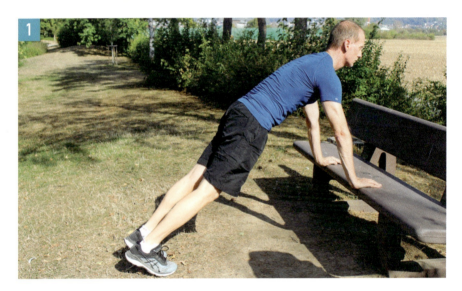

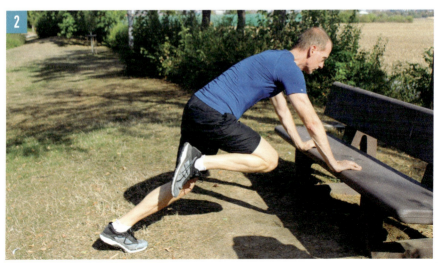

ÜBUNGEN   81

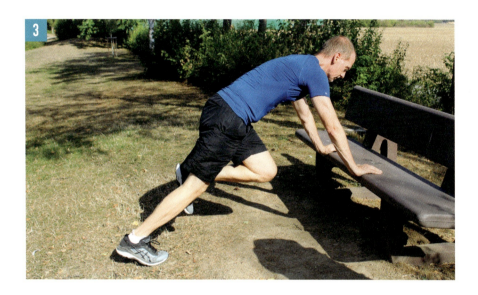

HINWEIS 1:

Diese Übung wird gelaufen! Dadurch ist diese sehr schwer und bringt Sie schnell außer Atem. Es empfiehlt sich daher, die Übungen „4.2.13 Mountain Climber mit den Händen auf der Bank" (Seite 76) sowie die Übung „4.2.14 Mountain Climber diagonal, mit den Händen auf der Bank" (Seite 78) gut zu beherrschen!

HINWEIS 2:

Diese Übung ist nicht nur ein exzellenter Vertreter der Gruppe „Rumpf", sondern auch ein waschechter Vertreter der Gruppe „Ganzkörperübungen".

4.2.16 Knie zum Ellbogen mit den Füßen auf der Bank – Schwierigkeit: plus+

Gehen Sie vor der Bank in die obere Liegestützposition. Ihre Füße befinden sich auf der Sitzfläche der Bank. Der Kopf befindet sich in Verlängerung der Wirbelsäule. Stellen Sie Ihre Beine hüftbreit zusammen und spannen Sie Ihren Bauch an. Dies ist Ihre Ausgangsposition. Lösen Sie nun Ihr linkes Bein von der Bank und führen Sie Ihr linkes Knie zum linken Ellbogen. Halten Sie kurz diese Position und gehen Sie dann in die Ausgangsposition zurück. Wiederholen Sie dies nun mit dem rechten Bein.

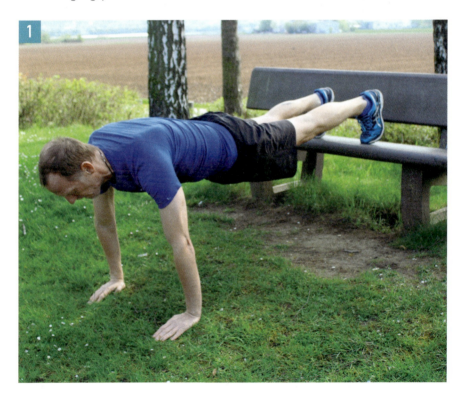

ÜBUNGEN

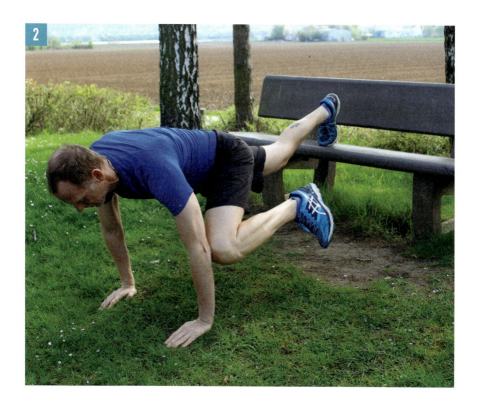

HINWEIS 1:

Diese Übung wird sehr langsam ausgeführt. Achten Sie darauf, Ihr Knie sehr nah an den Ellbogen zu führen, wobei der Rücken gerade bleibt!

HINWEIS 2:

Dies ist wieder eine abwechselnde Bewegung: linkes Bein, rechtes Bein, linkes Bein, rechtes Bein …

HINWEIS 3:

Es empfiehlt sich, die Übungen „4.2.13 Mountain Climber mit den Händen auf der Bank" (Seite 76) sowie die Übung „4.2.14 Mountain Climber diagonal, mit den Händen auf der Bank" (Seite 78) gut zu beherrschen!

84 Das PARKBANK-WORKOUT

4.2.17 Waage mit den Füßen auf der Bank – Schwierigkeit: plus+

Gehen Sie vor der Bank in die obere Liegestützposition. Ihre Füße befinden sich auf der Sitzfläche der Bank. Der Kopf befindet sich in Verlängerung der Wirbelsäule. Stellen Sie Ihre Beine hüftbreit zusammen und spannen Sie Ihren Bauch an. Dies ist Ihre Ausgangsposition. Lösen Sie nun Ihr linkes Bein von der Bank und Ihren rechten Arm vom Boden und strecken Sie beides möglichst gerade von Ihnen weg. Halten Sie diese Position einen kurzen Moment und gehen Sie dann kontrolliert in die Ausgangsposition zurück. Wechseln Sie nun auf das rechte Bein und den linken Arm.

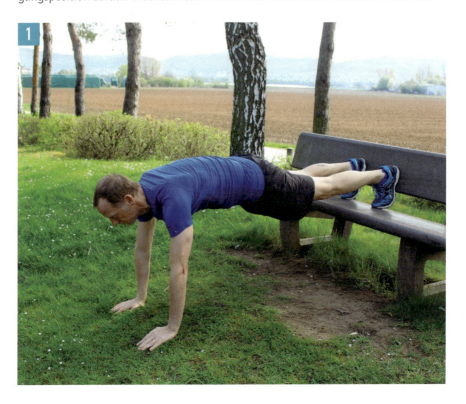

ÜBUNGEN

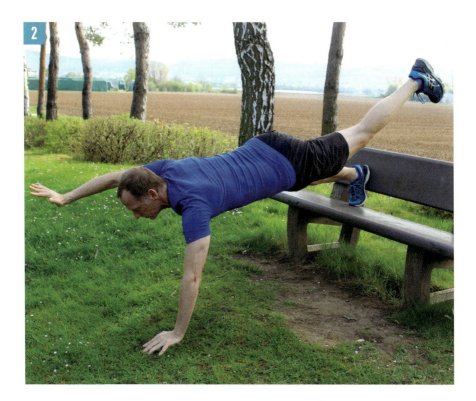

HINWEIS 1

Versuchen Sie, mit der Zeit diese Übung mit möglichst wenig bis gar keiner Rotation in der Hüfte auszuführen! Der Rücken bleibt im gesamten Bewegungsablauf gerade.

HINWEIS 2

Dies ist wieder eine abwechselnde Bewegung: linkes Bein, rechtes Bein, linkes Bein, rechtes Bein . . .

HINWEIS 3

Dies ist eine „Plus+"-Übung und besonders schwer! Sie sollten daher vorher unbedingt die Übung „4.2.12 Waage mit der Hand auf der Bank" (Seite 74) beherrschen, bevor Sie sich an diese Übung herantrauen!

4.3 BEINE-/PO-ÜBUNGEN

4.3.1 Hinsetzen und Aufstehen – Schwierigkeit: leicht

Stellen Sie sich aufrecht rücklings vor die Bank. Spannen Sie den Bauch an und verschränken Sie die Hände hinter Ihrem Kopf. Ihre Ellbogen zeigen waagerecht auf Schulterhöhe nach außen. Ihre Beine stehen hüftbreit auseinander. Setzen Sie sich nun langsam auf die Bank. Lassen Sie die Hände hinter dem Kopf und stehen Sie langsam wieder auf.

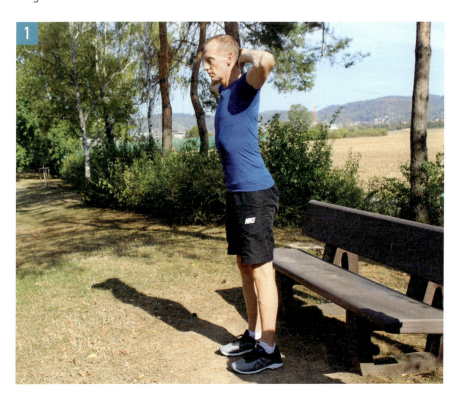

ÜBUNGEN 87

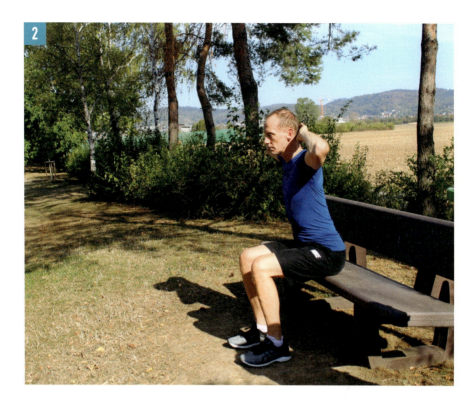

HINWEIS 1:

Achten Sie darauf, dass Ihre Knie beim Hinsetzen und Aufstehen nicht über Ihre Fußspitzen laufen. Auch sollten Ihre Knie parallel zueinander laufen und nicht nach innen oder nach außen.

HINWEIS 2:

Um diese Übung ein wenig zu vereinfachen, lassen Sie Ihre Arme links und rechts an Ihrem Körper hängen und führen Sie diese nicht zum Kopf.

HINWEIS 3:

Um diese Übung ein wenig zu erschweren, lassen Sie Ihre Hände am Kopf und führen Sie nicht nur die Ellbogen auf Schulterhöhe nach außen, sondern leicht nach hinten. Dabei wird Ihr oberer Rücken spürbar angespannt.

4.3.2 Ausfallschritt mit Festhalten an der Bank – Schwierigkeit: leicht

Stellen Sie sich seitlich vor die Bank. Ihre Füße sind parallel auf Hüftbreite aufgestellt und Ihr linkes Bein ist nahe der Banksitzfläche. Ihr Kopf befindet sich in Verlängerung der Wirbelsäule. Spannen Sie nun Ihren Bauch an und strecken Sie Ihren rechten Arm auf Schulterhöhe als Balance nach außen. Machen Sie nun mit dem linken Bein einen großen Schritt nach vorne und stützen Sie sich mit der linken Hand an der Sitzfläche ab. Senken Sie nun Ihr linkes Knie bis knapp über den Boden ab. Achten Sie dabei darauf, dass das vordere rechte Knie sich nicht über Ihre rechte Fußspitze schiebt. Halten Sie diese Position für einen kurzen Moment und gehen Sie über Ihre Beinkraft in die Ausgangsposition zurück. Absolvieren Sie nun alle Wiederholungen des jeweiligen Trainingsplans mit der gleichen Seite. Wechseln Sie nun die Seite, indem Sie sich in die entgegengesetzte Richtung vor die Bank stellen. Nun ist Ihr rechtes Bein nahe zur Bank.

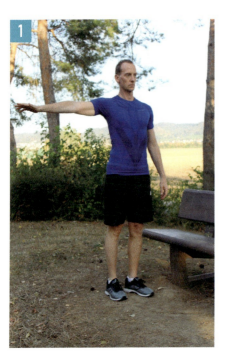
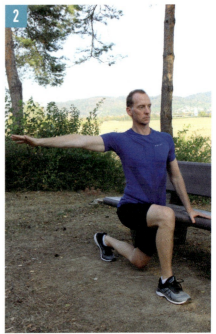

4.3.3 Hinsetzen und Aufspringen – Schwierigkeit: mittel

Setzen Sie sich auf die Bank. Der Oberkörper ist gerade, der Kopf ist in Verlängerung der Wirbelsäule. Die Füße stehen hüftbreit auseinander und die Knie neigen nicht über die Fußspitzen. Die Arme hängen seitlich am Körper. Spannen Sie nun Ihren Bauch an und springen Sie so explosionsartig auf, dass Ihre Füße vom Boden abheben. Balancieren Sie sich mit den Armen in der Luft aus. Landen Sie nun federnd und lassen Sie sich langsam über die Beinkraft in die sitzende Position zurück.

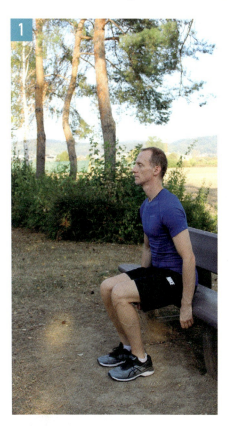
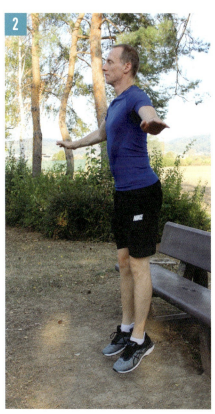

4.3.4 Das Bein heben an der Bank – Schwierigkeit: leicht

Stellen Sie sich von vorne gegen die Bank und stützen Sie sich an der Lehne ab. Der Kopf befindet sich in Verlängerung der Wirbelsäule. Ihre Hände sind schulterbreit auseinander und Ihre Beine stehen hüftbreit auseinander. Spannen Sie Ihren Bauch an. Dies ist Ihre Ausgangsposition. Strecken Sie nun ein Bein nach hinten aus. Der Rücken bleibt gerade. Halten Sie nun diese Position für einen kurzen Moment und lassen Sie Ihr Bein wieder zur Ausgangsposition ab. Absolvieren Sie nun alle Wiederholungen des jeweiligen Trainingsplans und wechseln Sie dann auf das andere Bein.

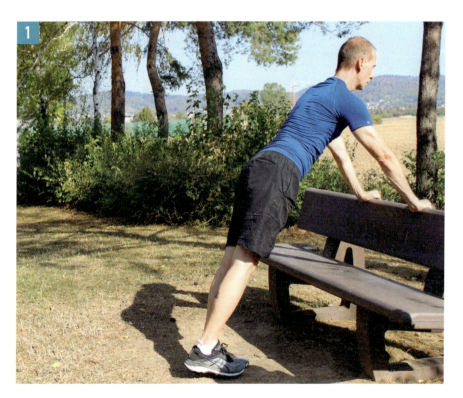

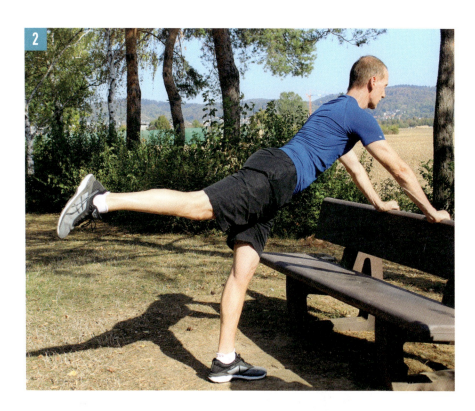

4.3.5 Auf die Bank steigen – Schwierigkeit: leicht

Stellen Sie sich von vorne gerade gegen die Bank. Steigen Sie nun auf die Bank und machen Sie einen weiteren Schritt und stellen Sie einen Fuß auf der Lehne ab. Steigen Sie nun vorsichtig wieder in umgekehrter Schrittfolge zurück zur Ausgangsposition.

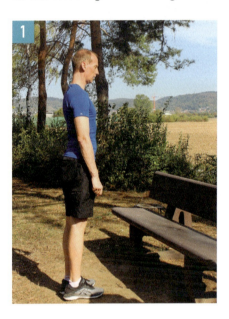
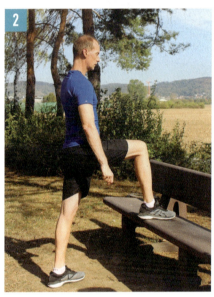
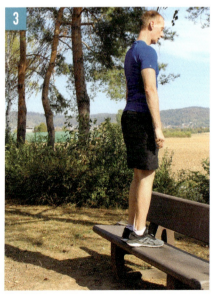
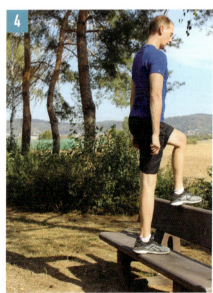

ÜBUNGEN 93

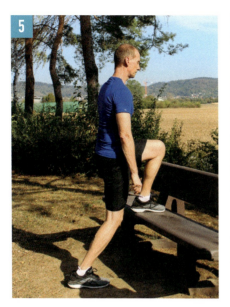
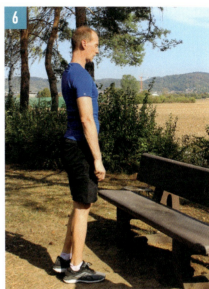

HINWEIS:

Wechseln Sie immer ab, mit welchem Bein Sie diese Übungen beginnen und mit welchem Bein Sie die Lehne der Bank berühren.

ACHTUNG:

Wenn Sie diese Übung trainieren möchten, achten Sie bitte darauf, dass Sie einen Lappen oder Feuchttücher dabeihaben, um danach gegebenenfalls die Sitzfläche wieder zu reinigen!

4.3.6 Auf die Bank steigen mit Beinheben – Schwierigkeit: mittel

Stellen Sie sich von vorne gerade gegen die Bank. Breiten Sie zur Balance Ihre Arme aus, spannen Sie Ihren Bauch an und steigen Sie nun mit dem linken Bein auf die Bank. Dies ist Ihre Ausgangsposition. Strecken Sie nun Ihr rechtes Bein nach hinten aus. Der Rücken bleibt gerade. Halten Sie nun diese Position für einen kurzen Moment und lassen Sie Ihr Bein wieder ab. Steigen Sie nun vorsichtig rücklings wieder von der Bank hinunter zur Ausgangsposition. Beginnen Sie nun den Bewegungsablauf mit dem rechten Bein und strecken Sie das linke Bein nach hinten.

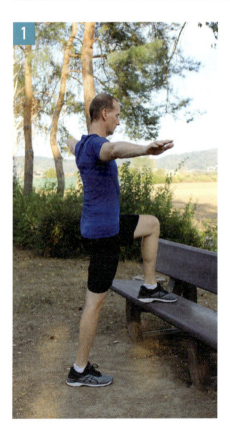
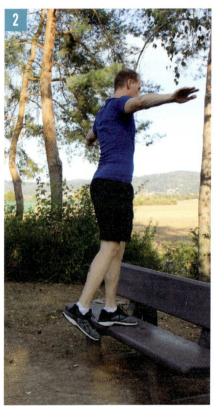

ÜBUNGEN 95

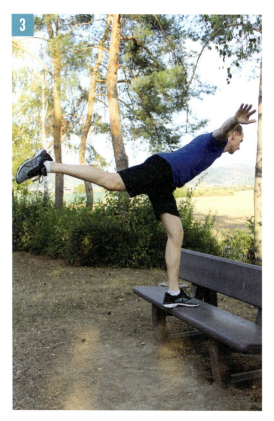
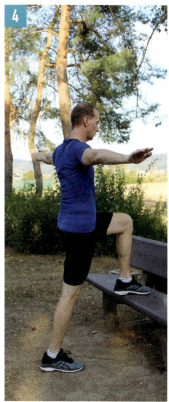

ACHTUNG:

Wenn Sie diese Übung trainieren möchten, achten Sie bitte darauf, dass Sie einen Lappen oder Feuchttücher dabeihaben, um danach gegebenenfalls die Sitzfläche wieder zu reinigen!

4.3.7 Sprünge auf die Bank – Schwierigkeit: mittel

Stellen Sie sich gerade vor die Bank. Spannen Sie Ihren Bauch an und gehen Sie leicht in die Knie. Dies ist Ihre Ausgangsposition. Holen Sie nun mit den Armen Schwung, schnellen Sie nach oben und springen Sie mit beiden Beinen auf die Sitzfläche der Bank. Gehen Sie wieder rückwärts in die Ausgangsposition zurück.

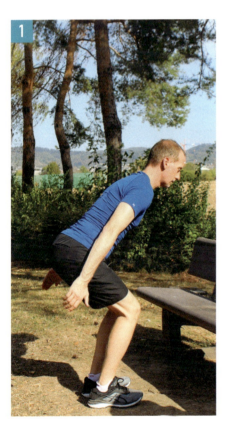
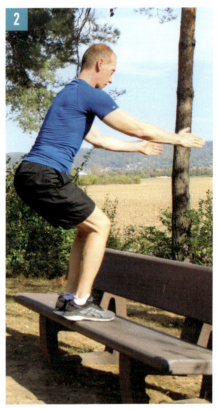

ACHTUNG:

Wenn Sie diese Übung trainieren möchten, achten Sie bitte darauf, dass Sie einen Lappen oder Feuchttücher dabeihaben, um danach gegebenenfalls die Sitzfläche wieder zu reinigen!

ÜBUNGEN

4.3.8 Ausfallschritt mit dem Fuß auf der Bank – Schwierigkeit: normal

Stellen Sie sich rücklings gerade vor die Bank. Sie sind in etwa einen mittelgroßen Schritt entfernt. Legen Sie Ihren linken Fuß auf die Sitzfläche der Bank. Ihr Kopf ist in Verlängerung der Wirbelsäule. Dies ist Ihre Ausgangsposition. Spannen Sie nun Ihren Bauch an, strecken Sie Ihre Arme nach vorne zur Balance aus und beugen Sie Ihr linkes Knie in Richtung Boden. Achten Sie darauf, dass dabei Ihr rechtes Knie nicht über Ihre rechte Fußspitze ragt. Halten Sie diese Position für einen kurzen Moment und gehen Sie dann in Ihre Ausgangsstellung zurück. Absolvieren Sie nun alle Wiederholungen des jeweiligen Trainingsplans und wechseln Sie dann auf das andere Bein.

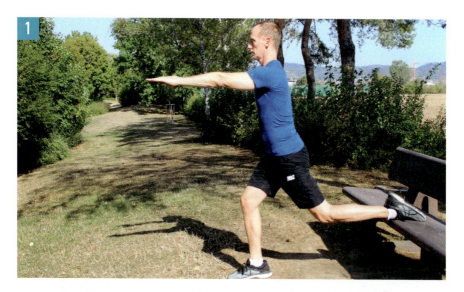

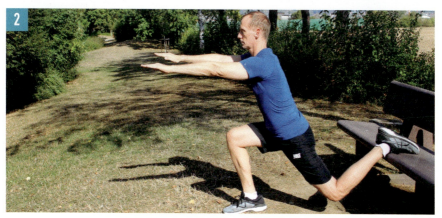

4.3.9 Ausfallschritt mit Twist mit dem Fuß auf der Bank – Schwierigkeit: schwer

Stellen Sie sich rücklings gerade vor die Bank. Sie sind in etwa einen mittelgroßen Schritt entfernt. Legen Sie Ihren linken Fuß auf die Sitzfläche der Bank. Spannen Sie nun Ihren Bauch an, verschränken Sie Ihre Hände hinter dem Kopf, Ihre Ellbogen zeigen nach außen. Ihr Kopf bleibt in Verlängerung der Wirbelsäule. Die ist Ihre Ausgangsposition. Drehen Sie nun Ihren Oberkörper nach links. Beugen Sie Ihr linkes Knie in Richtung Boden. Achten Sie darauf, dass dabei Ihr rechtes Knie nicht über Ihre rechte Fußspitze ragt. Halten Sie diese Position für einen kurzen Moment und gehen Sie dann in Ihre Ausgangsstellung zurück. Absolvieren Sie nun alle Wiederholungen des jeweiligen Trainingsplans und wechseln Sie dann auf das andere Bein und rotieren Sie den Oberkörper in die andere Richtung.

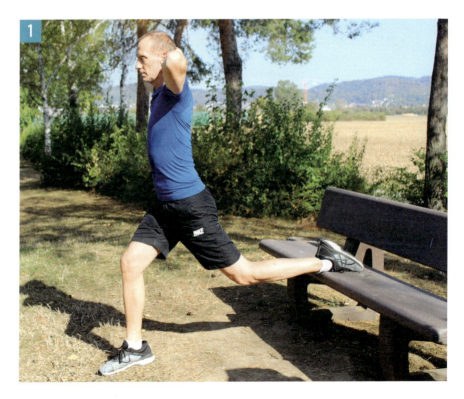

ÜBUNGEN 99

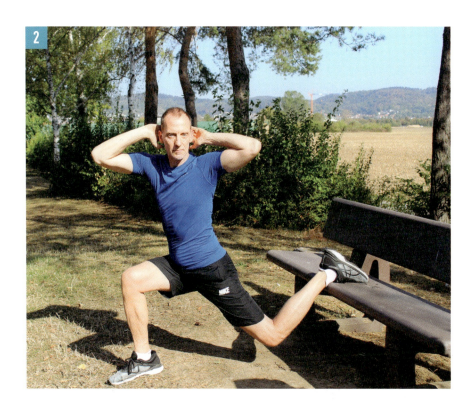

4.3.10 Die Bank entlangsteigen – Schwierigkeit: schwer

Stellen Sie sich aufrecht an ein Ende der Bank. Spannen Sie den Bauch an. Laufen Sie nun an der Bank entlang. Dabei steigen Sie bei jedem Schritt mit dem Bein, welches näher an der Bank ist, auf die Sitzfläche der Bank. Das andere Bein wird dabei an der Bank vorbeigeführt. Drehen Sie am Ende der Bank und steigen Sie nun mit dem anderen Bein auf die Sitzfläche, während Sie an der Bank entlanglaufen.

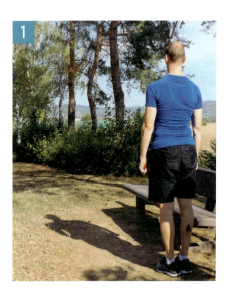
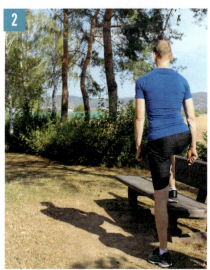
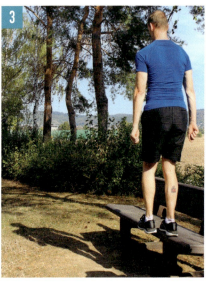
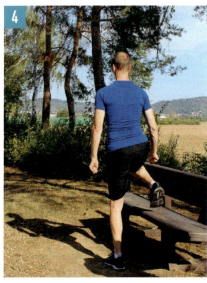

ÜBUNGEN 101

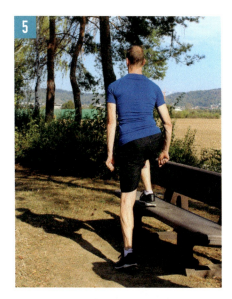

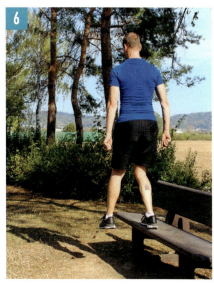

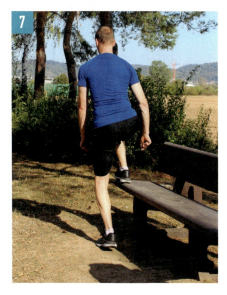

ACHTUNG:

Wenn Sie diese Übung trainieren möchten, achten Sie bitte darauf, dass Sie einen Lappen oder Feuchttücher dabeihaben, um danach gegebenenfalls die Sitzfläche wieder zu reinigen!

4.3.11 Die Bank entlangspringen – Schwierigkeit: schwer

Stellen Sie sich aufrecht an ein Ende der Bank. Spannen Sie den Bauch an. Gehen Sie leicht in die Knie, holen Sie mit den Armen Schwung und springen Sie seitlich auf die Bank. Steigen Sie vorsichtig nach vorne von der Bank hinunter und wiederholen Sie den Sprung. So arbeiten Sie sich an der Bank entlang. Drehen Sie am Ende der Bank und springen Sie Ihren Weg zurück.

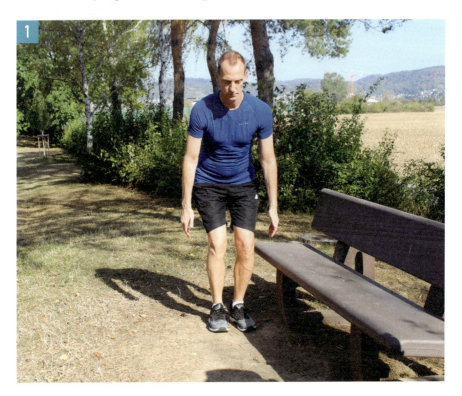

ÜBUNGEN

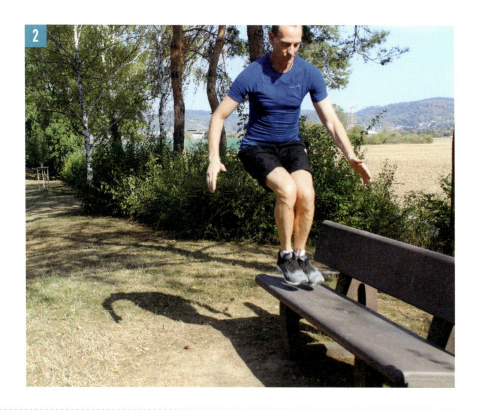

HINWEIS 1:

Diese Übung ist recht schwer, da Sie mehrere Sprünge hintereinander absolvieren.

HINWEIS 2:

Orientieren Sie sich einfach an Übung „4.3.10 Die Bank entlangsteigen" (Seite 100), aber legen Sie den Weg an der Bank entlang springend zurück.

ACHTUNG:

Wenn Sie diese Übung trainieren möchten, achten Sie bitte darauf, dass Sie einen Lappen oder Feuchttücher dabeihaben, um danach gegebenenfalls die Sitzfläche wieder zu reinigen!

4.3.12 Beinspreizen zur Seite – Schwierigkeit: mittel

Stellen Sie sich aufrecht seitlich hinter eine Bank. Ihr Kopf ist in Verlängerung der Wirbelsäule und Ihr linker Arm hält sich an der Lehne fest. Ihr rechtes Bein überkreuzt das linke Bein. Dies ist Ihre Ausgangsposition. Spreizen Sie nun das rechte Bein nach rechts außen. Halten Sie diese Position einen kurzen Moment und gehen Sie dann kontrolliert in die Ausgangsposition zurück. Absolvieren Sie nun alle Wiederholungen des jeweiligen Trainingsplans und wechseln Sie dann auf das andere Bein.

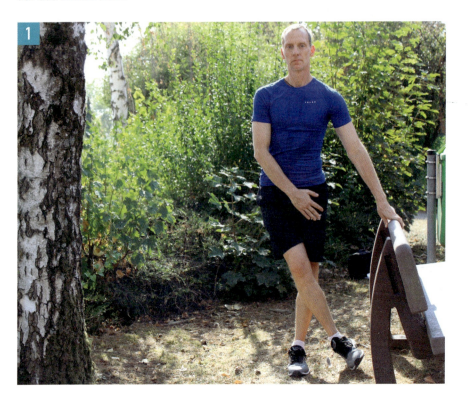

ÜBUNGEN 105

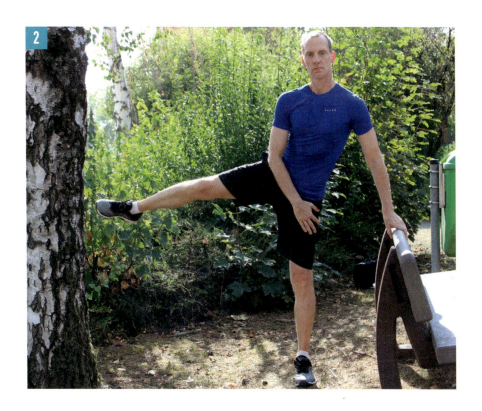

> **HINWEIS:**
>
> *Führen Sie diese Bewegung kontrolliert und ohne Schwung aus.*

4.3.13 Beinpendel nach vorne und hinten – Schwierigkeit: mittel

Stellen Sie sich aufrecht seitlich hinter eine Bank. Ihr Kopf ist in Verlängerung der Wirbelsäule und Ihr linker Arm hält sich an der Lehne fest. Dies ist Ihre Ausgangsposition. Führen Sie nun Ihr rechtes Bein kontrolliert nach hinten. Halten Sie diese Position einen kurzen Moment und führen Sie dann das Bein kontrolliert nach vorne. Halten Sie auch diese Position einen kleinen Moment und gehen Sie langsam in die Ausgangsposition zurück. Absolvieren Sie nun alle Wiederholungen des jeweiligen Trainingsplans und wechseln Sie dann auf das andere Bein.

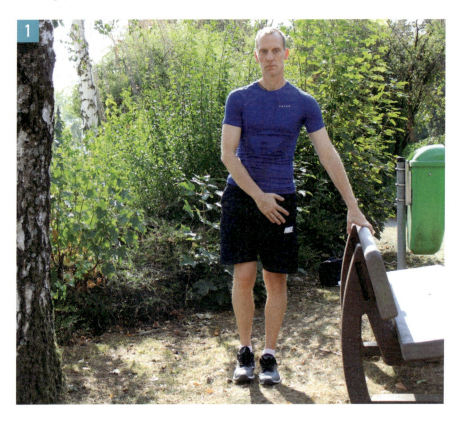

ÜBUNGEN

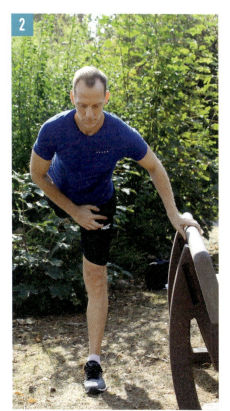
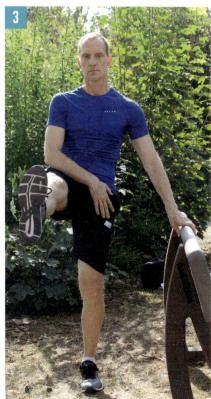

> **HINWEIS:**
> *Führen Sie den vollen Bewegungsumfang kontrolliert und ohne Schwung aus.*

4.3.14 Skorpion – Schwierigkeit: schwer

Gehen Sie gegen die Bank in die Unterarmstützposition. Ihre Unterarme liegen dabei auf der Sitzfläche der Bank. Der Körper ist gerade, der Kopf ist in Verlängerung der Wirbelsäule. Dies ist Ihre Ausgangsposition. Spannen Sie den Bauch an und ziehen Sie ein Knie nach vorne zur Bank, währen das andere Bein ausgestreckt bleibt. Drücken Sie nun das angewinkelte Bein nach hinten in die Luft, so, dass die Schuhsohle zum Himmel zeigt. Halten Sie diese Position kurz und gehen Sie dann in die Ausgangsposition zurück. Wechseln Sie nun auf das andere Bein.

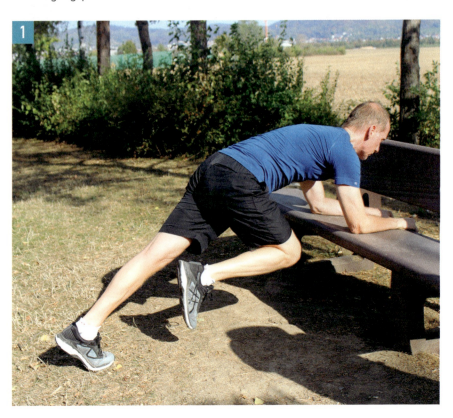

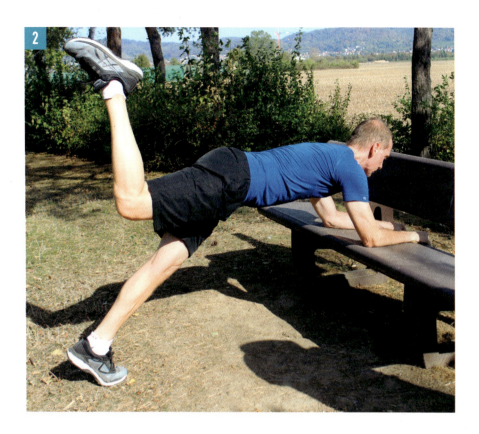

HINWEIS 1:

Bitte beherrschen Sie die Übung „4.2.13 Mountain Climber mit den Händen auf der Bank" (Seite 76), bevor Sie sich dieser Übung widmen.

HINWEIS 2

Versuchen Sie, wenn Sie das angewinkelte Bein zum Himmel strecken, das Knie in etwa 90° angewinkelt zu halten.

110 Das PARKBANK-WORKOUT

4.3.15 Pistols – Schwierigkeit: plus+

Stellen Sie sich aufrecht seitlich hinter eine Bank. Ihr Kopf ist in Verlängerung der Wirbelsäule und Ihr linker Arm hält sich an der Lehne fest. Dies ist Ihre Ausgangsposition. Strecken Sie nun das linke Bein nach vorne. Beugen Sie dabei Ihr rechtes Bein zur Kniebeuge. Halten Sie diese Position einen kurzen Moment und drücken Sie sich mit dem rechten Bein wieder hoch. Senken Sie Ihr linkes Bein wieder ab. Drehen Sie sich nun um und absolvieren Sie die Übung mit dem jeweils anderen Bein.

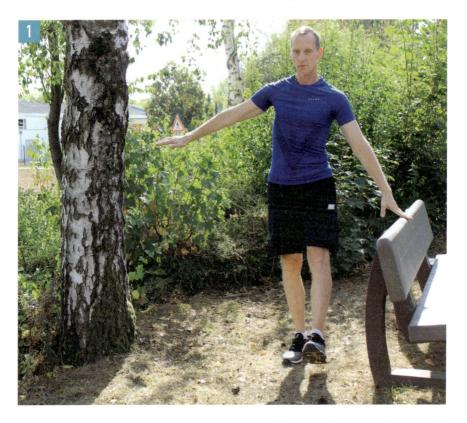

ÜBUNGEN 111

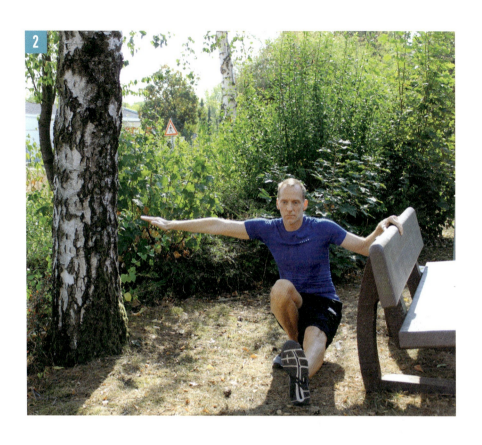

4.4 GANZKÖRPERÜBUNGEN

4.4.1 Burpee mit auf die Bank steigen – Schwierigkeit: plus+

Stellen Sie sich in die gerade Ausgangsposition direkt vor eine Bank. Sie stehen der Bank zugewandt, die Beine stehen hüftbreit auseinander, der Bauch ist angespannt. Gehen Sie nun in eine tiefe Kniebeuge und berühren Sie mit den Handflächen den Boden. Springen Sie nun mit den Beinen zurück in die obere Liegestützposition. Vollziehen Sie einen Liegestütz und kehren Sie in die obere Liegestützposition zurück. Springen Sie nun mit beiden Beinen nach vorne wieder in die tiefe Kniebeuge zurück. Springen oder steigen Sie nun auf die Bank vor Ihnen und steigen Sie dann rückwärts in die Ausgangsposition zurück.

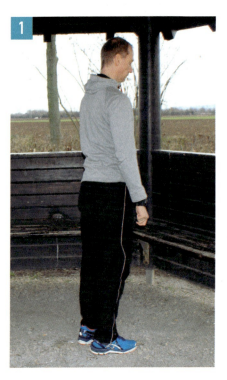
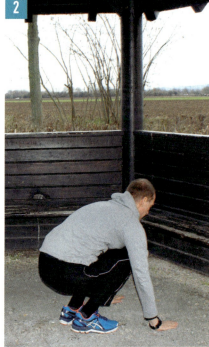

ÜBUNGEN 113

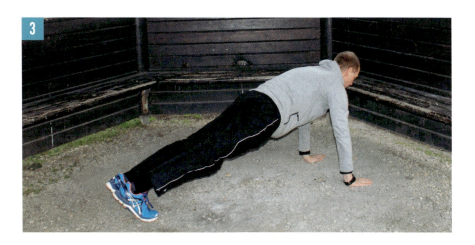

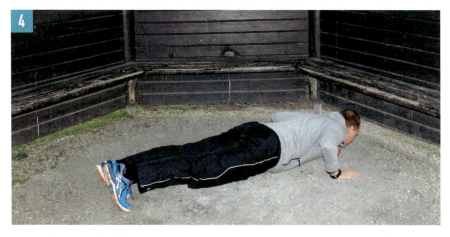

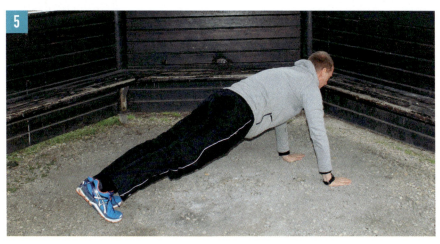

114　Das PARKBANK-WORKOUT

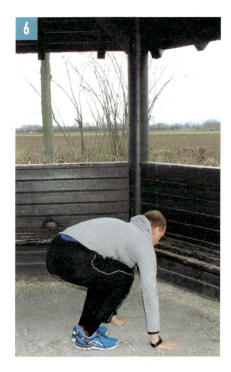
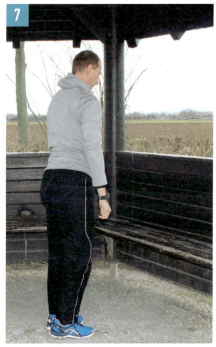
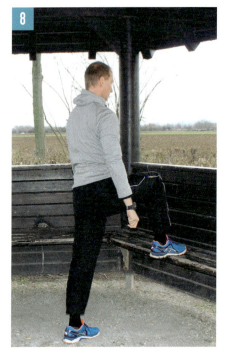
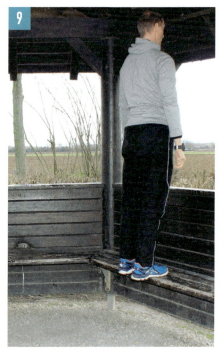

ÜBUNGEN 115

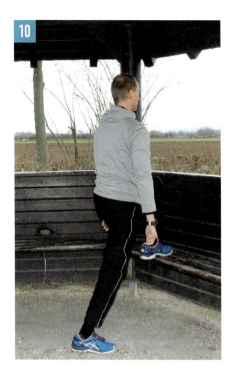
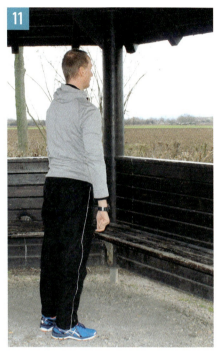

ACHTUNG:

Dies ist eine waschechte „Plus+"-Übung und daher nur für absolut Fortgeschrittene geeignet.

HINWEIS:

Diese Übung eignet sich natürlich auch für die herkömmliche (Park-)Bank.

4.4.2 Burpee mit Händelauf auf die Bank – Schwierigkeit: plus+

Sie stehen der Bank zugewandt, die Beine stehen hüftbreit auseinander, der Bauch ist angespannt. Gehen Sie nun in eine tiefe Kniebeuge und berühren Sie mit den Handflächen den Boden. Springen Sie nun mit den Beinen zurück in die obere Liegestützposition. Vollziehen Sie einen Liegestütz und kehren Sie in die obere Liegestützposition zurück. Steigen Sie zunächst mit dem einen Arm auf die Bank vor Ihnen und dann mit dem anderen. Somit sind Sie nun in der Liegestützposition mit den Armen erhöht auf der Bank. Gehen Sie nun wieder mit Arm 1 vorsichtig zurück auf den Boden und dann mit Arm 2. Jetzt befinden Sie sich wieder in der oberen Liegestützposition auf dem Boden. Springen Sie nun mit beiden Beinen nach vorne wieder in die tiefe Kniebeuge zurück. Schnellen Sie nun explosionsartig nach oben und springen Sie in die Höhe.

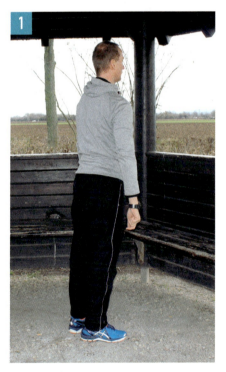
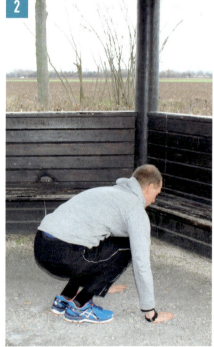

ÜBUNGEN 117

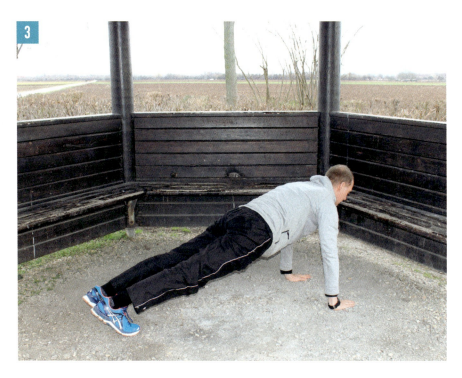

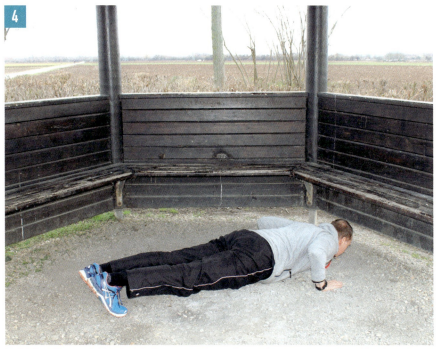

118 Das PARKBANK-WORKOUT

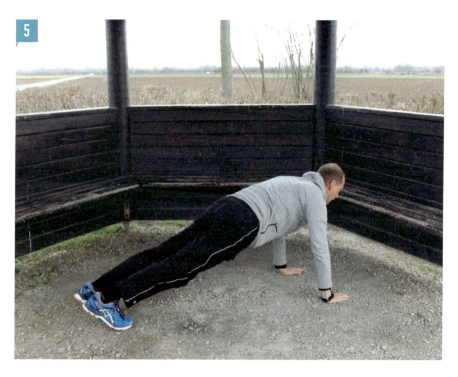

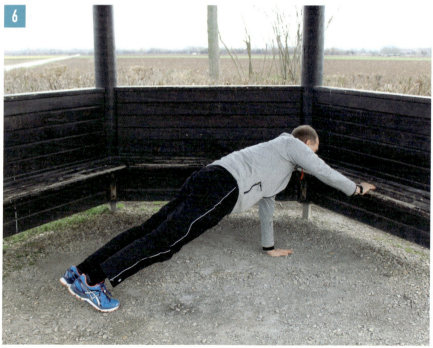

ÜBUNGEN 119

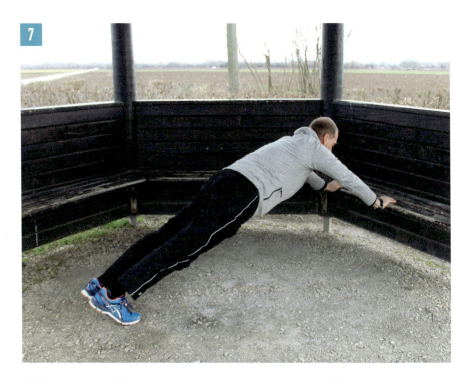

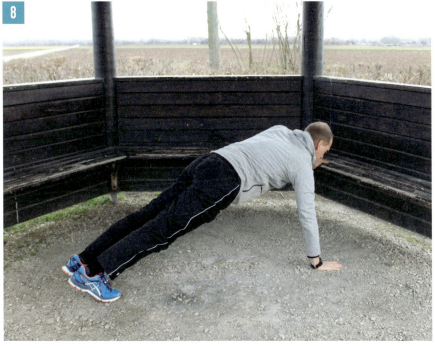

120 Das PARKBANK-WORKOUT

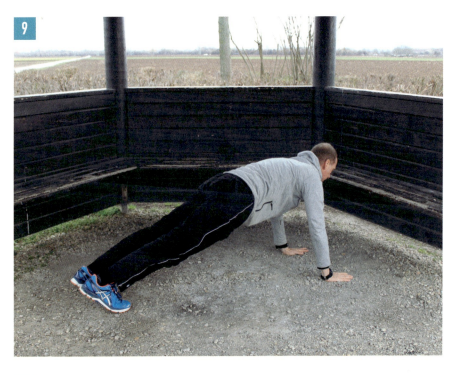

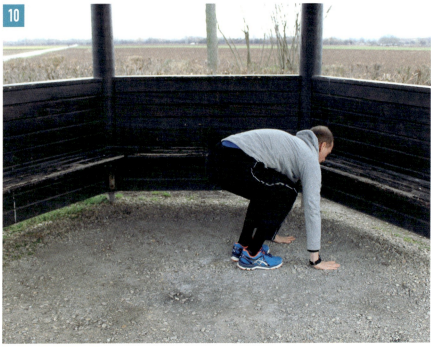

ÜBUNGEN 121

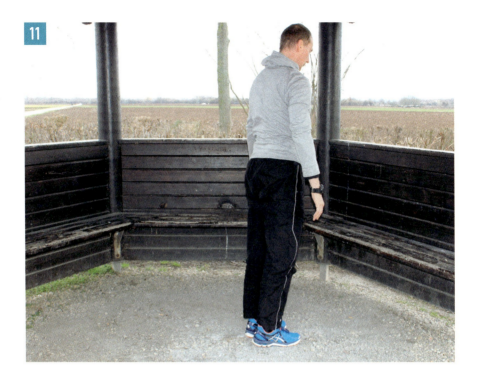

ACHTUNG:

Dies ist eine waschechte „Plus+"-Übung und daher nur für absolut Fortgeschrittene geeignet.

HINWEIS:

Diese Übung eignet sich natürlich auch für die herkömmliche (Park-)Bank.

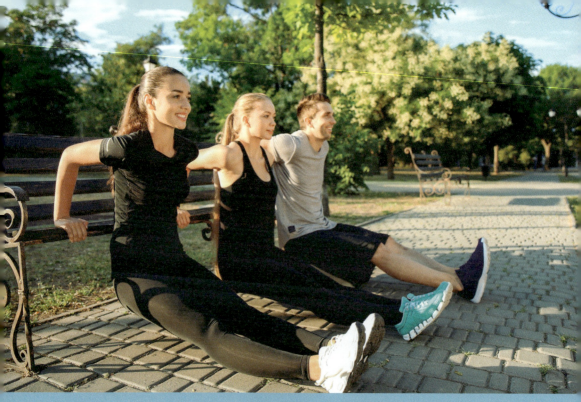

KAPITEL 5

5 TRAININGSPLÄNE

5.0 DIE STEUERUNG DER TRAININGSPLÄNE/ DER GANZWOCHEN-TRAININGSPLAN

Nachfolgend werden Sie einige Trainingspläne entdecken. Sie sind vielleicht zwischenzeitlich erstaunt, wie viele Übungen tatsächlich mit einer gewöhnlichen (Park-) Bank möglich sind. Nun geht es darum, diese vielen Übungen nicht nur vernünftig auszuführen, sondern auch darum, diese zu steuern. Ich habe für Sie die Übungen zu einigen „Schwerpunkten" und „Themengruppen" zusammengefasst, aber diese dennoch in ihren muskulären Gruppen belassen. Somit können Sie diese in Ihre Wochenplanung besser einbauen, ohne die Regeneration zu gefährden!

Diese Übungen selbst sind natürlich variabel. Das heißt: Passen Sie diese auf Ihr Niveau an!

Hören Sie in sich hinein. Sind diese Übungen für Sie zu schwer, wählen Sie Übungen, welche Ihnen leichter fallen. Sind diese Beispielübungen zu leicht, dann wählen Sie schwerere.

5.0.1 Ganzwochenplan: Beispiel für einen Wochenplan mit einer Muskelgruppe

Wenn Sie „nur" eine bestimmte Muskelgruppe trainieren wollen, aus

» „Oberkörper/Arme" ab Seite 34,

» „Rumpf" ab Seite 55,

» „Beine/Po" ab Seite 86,

so können Sie dies natürlich tun. Planen Sie am besten 2-3 Einheiten die Woche mit immer ausreichend Regenerationspause dazwischen.

Beispiel: Sie möchten Ihren Bauch trainieren. Dann suchen Sie sich einen meiner Trainingsplänen mit dem Vermerk: „Muskelgruppe Rumpf" heraus oder wählen Sie sich Ihre Übungen aus dem Kapitel *Rumpf* selbst aus. Wie könnte dieses nun in einem Wochenplan für Sie aussehen?

Montag:	Übungen der Muskelgruppe „Rumpf" nach Trainingsplan oder selbst zusammengestellt
Dienstag:	–
Mittwoch:	Übungen der Muskelgruppe „Rumpf" nach Trainingsplan oder selbst zusammengestellt
Donnerstag:	
Freitag:	Übungen der Muskelgruppe „Rumpf" nach Trainingsplan oder selbst zusammengestellt
Samstag:	–
Sonntag:	–

Diese Steuerung können Sie auch natürlich im Beispielplan für andere Muskelgruppen einsetzen.

5.0.2 Ganzwochenplan: Beispiel für einen Wochenplan mit mehreren Muskelgruppen

Sollten Sie innerhalb der Woche mehrere Muskelgruppen trainieren wollen, könnte so der Trainingsplan zum Beispiel aussehen:

Montag:	Übungen der Muskelgruppe „Oberkörper/Arme" nach Trainingsplan oder selbst zusammengestellt
Dienstag:	Übungen der Muskelgruppe „Beine/Po" nach Trainingsplan oder selbst zusammengestellt
Mittwoch:	Übungen der Muskelgruppe „Rumpf" nach Trainingsplan oder selbst zusammengestellt
Donnerstag:	Übungen der Muskelgruppe „Oberkörper/Arme" nach Trainingsplan oder selbst zusammengestellt
Freitag:	Übungen der Muskelgruppe „Beine/Po" nach Trainingsplan oder selbst zusammengestellt
Samstag:	Übungen der Muskelgruppe „Rumpf" nach Trainingsplan oder selbst zusammengestellt
Sonntag:	–

HINWEIS:

Sie möchten Ihre Trainingsplanung selbst übernehmen?

Dann achten Sie bitte bei Ihrer persönlichen Trainingsplanung darauf, dass die Muskelgruppen sich im Verlauf der Woche nicht überkreuzen, sondern jeweils ausreichend Regenerationszeit erhalten!

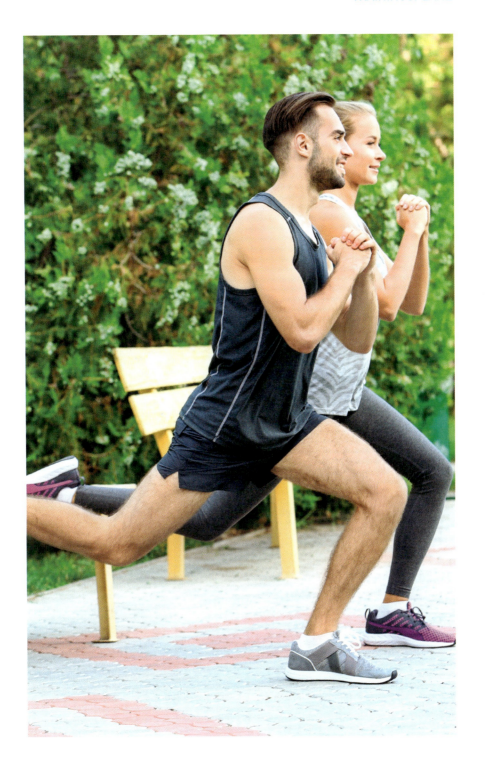

5.1 TRAININGSPLAN KLASSISCH – RUMPF

Muskelgruppen: Rumpf

4.2.1 TWIST MIT GESTRECKTEN ARMEN, Seite 55	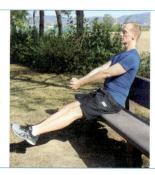	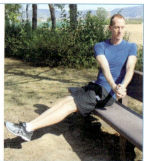
4.2.2 KNIE ZUR BRUST, Seite 56	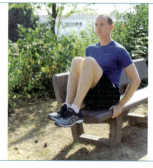	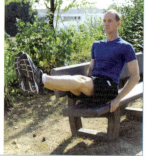
4.2.3 SEITBEUGE IM STEHEN, Seite 57 *Anmerkung: Bei jedem Satz die Seite wechseln.*	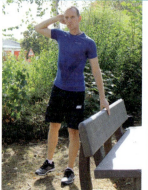	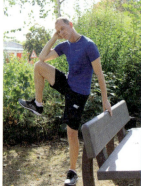

TRAININGSPLÄNE

| 4.2.6 LIEGENDER MOUNTAIN CLIMBER, Seite 62 | 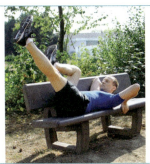 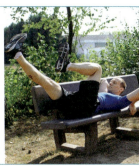 |

| 4.2.8 FLUTTER KICKS, Seite 66 | 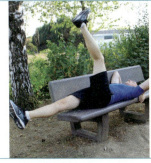 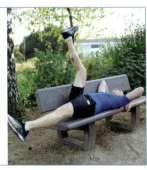 |

| 4.2.9 HALBER ADLER, Seite 68 | 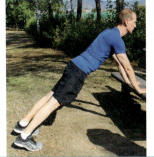 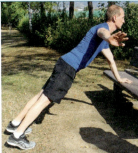 |

Steuerung:

Absolvieren Sie jede Übung mit vier Sätzen à 15 Wiederholungen. Zwischen den Sätzen ist 90 Sekunden Pause. Zwischen den Übungen ist 120 Sekunden Pause.

5.2 TRAININGSPLAN KLASSISCH – OBERKÖRPER UND ARME

Muskelgruppen: Oberkörper/Arme

4.1.1 LIEGESTÜTZE MIT DEN HÄNDEN AUF DER BANK, Seite 34	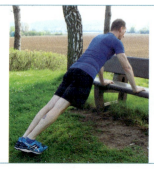	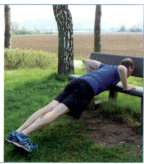
4.1.4 DIPS, Seite 38	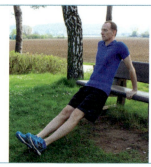	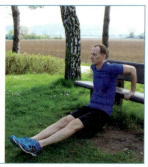
4.1.6 HÄNDELAUF HOCH AUF DIE BANK, Seite 40	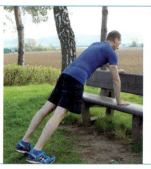	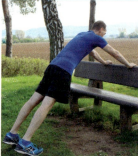

TRAININGSPLÄNE

4.1.7
HÄNDELAUF SEITLICH
AUF DER BANK,
Seite 41

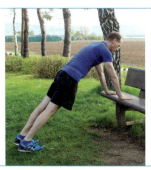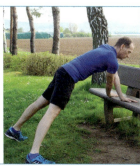

4.1.12
DREI-PUNKT-
LIEGESTÜTZ,
Seite 47

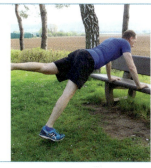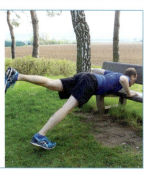

4.1.5
DREI-PUNKT-DIPS,
Seite 39

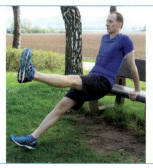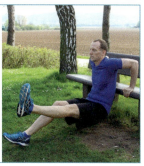

Steuerung:

Absolvieren Sie jede Übung mit drei Sätzen à 10 Wiederholungen. Zwischen den Sätzen ist 90 Sekunden Pause. Zwischen den Übungen ist 120 Sekunden Pause.

Passen Sie gegebenenfalls die Ausführung des Liegestützes an Ihr persönliches Niveau an!

5.3 TRAININGSPLAN KLASSISCH – BEINE UND PO/STEIGEN UND SPRINGEN

Muskelgruppen: Beine/Po

4.3.5
STEIGEN
AUF DIE BANK,
Seite 92

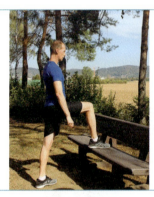
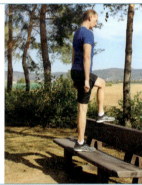

4.3.6
AUF DIE BANK
STEIGEN
MIT BEINHEBEN,
Seite 94

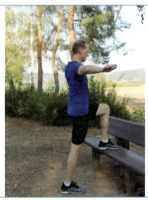
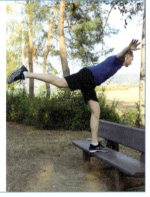

4.3.10
DIE BANK
ENTLANGSTEIGEN,
Seite 100

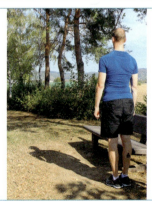
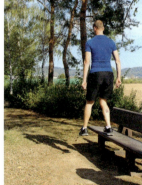

TRAININGSPLÄNE

4.3.11
DIE BANK ENTLANGSPRINGEN,
Seite 102

*Anmerkung:
Bei jedem Satz
die Seite wechseln.*

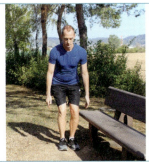 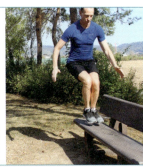

4.3.7
SPRÜNGE AUF DIE BANK,
Seite 96

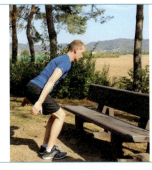 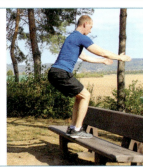

4.2.10
UNTERARMSTÜTZ MIT SCHERENSPRUNG,
Seite 70

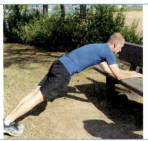 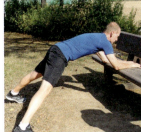

Steuerung:

Absolvieren Sie jede Übung nacheinander 60 Sekunden lang. Danach haben Sie 120 Sekunden Pause.

Dies war eine Runde. Wie viele Runden schaffen Sie?

5.4 TRAININGSPLAN KLASSISCH – RUMPF 2

Muskelgruppen: Rumpf

4.2.11 TWIST MIT DEN HÄNDEN AUF DER BANK, Seite 72	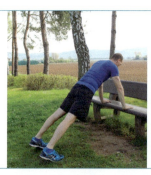 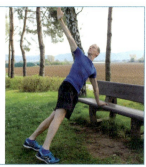
4.2.12 WAAGE MIT DER HAND AUF DER BANK, Seite 74	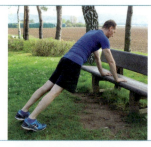 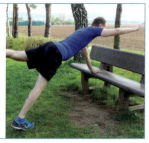
4.2.13 MOUNTAIN CLIMBER MIT DEN HÄNDEN AUF DER BANK, Seite 76	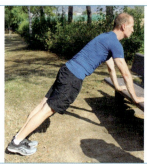 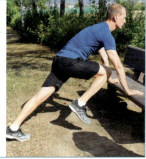

TRAININGSPLÄNE

**4.2.14
MOUNTAIN CLIMBER DIAGONAL,
MIT DEN HÄNDEN
AUF DER BANK,**
Seite 78

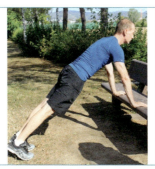 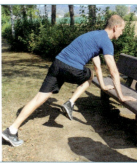

**4.2.10
UNTERARMSTÜTZ
MIT SCHERENSPRUNG,**
Seite 70

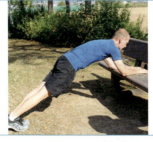 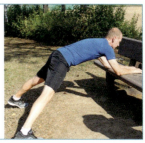

**4.2.9
HALBER ADLER,**
Seite 68

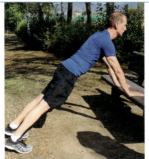 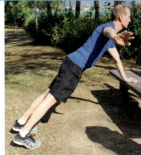

Steuerung:

Absolvieren Sie jede Übung mit drei Sätzen à 20 Wiederholungen. Zwischen den Sätzen ist 90 Sekunden Pause. Zwischen den Übungen ist 120 Sekunden Pause.

5.5 TRAININGSPLAN KLASSISCH – RUMPF 3/EXTREME

Muskelgruppen: Rumpf

4.2.4
LIEGENDES X,
Seite 58

*Anmerkung:
Bei jedem Satz
die Seite wechseln.*

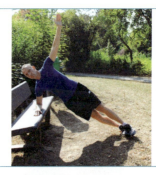 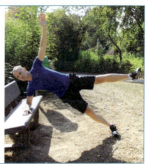

4.2.5
HALBES
KLAPPMESSER,
Seite 60

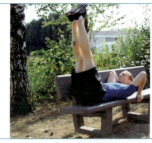 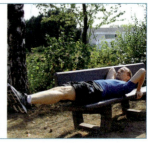

4.2.13
MOUNTAIN CLIMBER
MIT DEN HÄNDEN
AUF DER BANK,
Seite 76

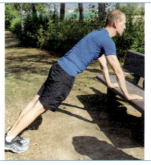 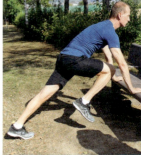

4.2.14 MOUNTAIN CLIMBER DIAGONAL, MIT DEN HÄNDEN AUF DER BANK, Seite 78	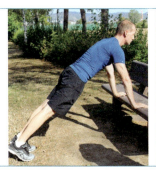	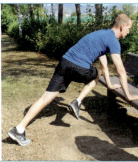
4.2.7 SITZENDER SPRINTER, Seite 64	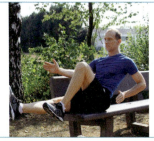	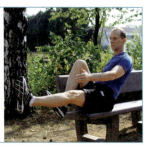
4.2.17 WAGE MIT DEN FÜSSEN AUF DER BANK, Seite 84	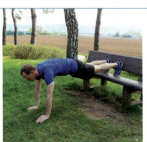	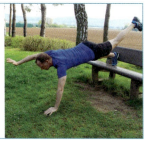

Steuerung:

Absolvieren Sie jede Übung mit vier Sätzen à 20 Wiederholungen. Zwischen den Sätzen ist 90 Sekunden Pause. Zwischen den Übungen ist 120 Sekunden Pause.

136　Das PARKBANK-WORKOUT

5.6　TRAININGSPLAN KLASSISCH – BEINE-PO 2/BAUCH-BEINE-PO

Muskelgruppen: Rumpf und Beine/Po

| 4.3.3 HINSETZEN UND AUFSPRINGEN, Seite 89 | 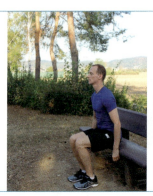 | 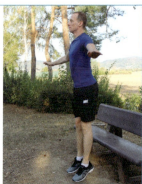 |

| 4.3.6 AUF DIE BANK STEIGEN MIT BEINHEBEN, Seite 94 | 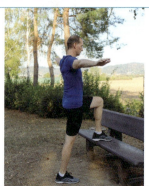 | 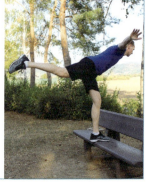 |

| 4.2.13 MOUNTAIN CLIMBER MIT DEN HÄNDEN AUF DER BANK, Seite 76 | 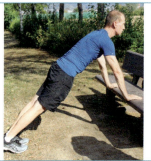 | 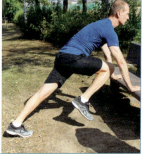 |

TRAININGSPLÄNE

**4.3.9
AUSFALLSCHRITT
MIT TWIST MIT DEM
FUSS AUF DER BANK,**
Seite 98

*Anmerkung:
Bei jedem Satz
die Seite wechseln.*

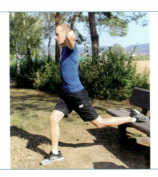
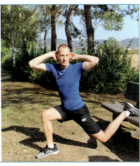

**4.3.7
SPRÜNGE
AUF DIE BANK,**
Seite 96

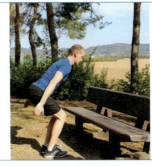
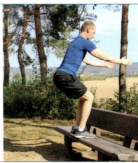

**4.2.10
UNTERARMSTÜTZ
MIT SCHERENSPRUNG,**
Seite 70

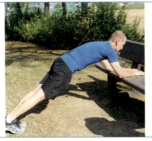
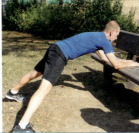

Steuerung:

Absolvieren Sie jede Übung mit drei Sätzen à 20 Wiederholungen. Zwischen den Sätzen ist 90 Sekunden Pause. Zwischen den Übungen ist 120 Sekunden Pause.

138 Das PARKBANK-WORKOUT

5.7 TRAININGSPLAN KLASSISCH – OBERKÖRPER UND ARME 2/EXTREME

Muskelgruppen: Oberkörper/Arme

4.1.4 DIPS, Seite 38	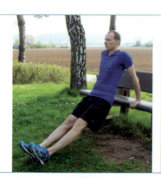	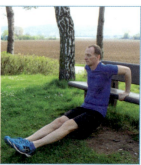
4.1.5 DREI-PUNKT-DIPS, Seite 39	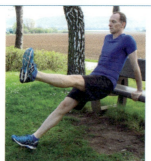	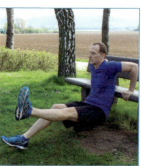
4.1.3 LIEGESTÜTZ MIT DEN FÜSSEN AUF DER BANK, Seite 37	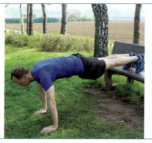	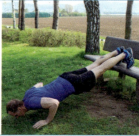

TRAININGSPLÄNE

4.1.10
PIKES
MIT DEN FÜSSEN
AUF DER SITZFLÄCHE,
Seite 45

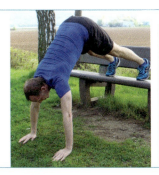
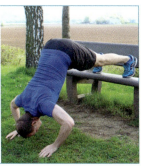

4.1.11
LIEGESTÜTZ
MIT DEN FÜSSEN AUF
DER RÜCKENLEHNE,
Seite 46

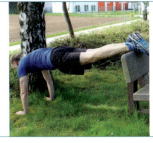
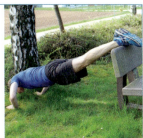

4.1.13
PIKES
MIT DEN FÜSSEN AUF
DER RÜCKENLEHNE,
Seite 48

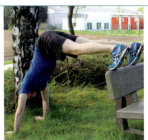
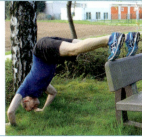

Steuerung:

Absolvieren Sie jede Übung mit drei Sätzen à 10 Wiederholungen. Zwischen den Sätzen ist 90 Sekunden Pause. Zwischen den Übungen ist 120 Sekunden Pause.

5.8 TRAININGSPLAN TABATA – BEISPIEL MIT EINER ÜBUNG

Muskelgruppen (hier im Beispiel): Oberkörper/Arme

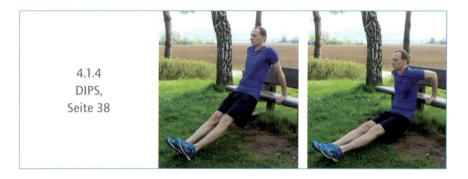

4.1.4
DIPS,
Seite 38

Steuerung:

Organisieren Sie sich einen Timer. Für das Smartphone gibt es übrigens sehr viele kostenlose Timer-Apps. Bei vielen ist ein „Tabata" schon programmiert.

Diese Steuerung besteht aus 20 Sekunden Belastung und 10 Sekunden Entlastung. Dies war eine Runde. Es werden acht Runden absolviert.

Dies heißt bei unserer Beispielübung:

» 20 Sekunden Dips, danach 10 Sekunden Pause;
» 20 Sekunden Dips, danach 10 Sekunden Pause;
» 20 Sekunden Dips, danach 10 Sekunden Pause;
» 20 Sekunden Dips, danach 10 Sekunden Pause;
» 20 Sekunden Dips, danach 10 Sekunden Pause;
» 20 Sekunden Dips, danach 10 Sekunden Pause;
» 20 Sekunden Dips, danach 10 Sekunden Pause;
» 20 Sekunden Dips, danach 10 Sekunden Pause;

Ende!

Bei gerade mal vier Minuten Zeitaufwand haben Sie den Muskel ordentlich trainiert!

HINWEIS:

Die Beispielübung lässt sich natürlich durch jede andere Übung aus diesem Buch austauschen! (Die Muskelgruppen variieren natürlich dann entsprechend!)

1. *Achten Sie darauf, dass die Übung nicht zu leicht oder zu schwer ist!*

2. *Achten Sie zudem bitte darauf, dass die Übung Wiederholung für Wiederholung absolut korrekt ausgeführt wird!*

3. *Achten Sie darauf, dass Sie in der Pause jeweils wirklich aus der Belastung rausgehen!*

5.9 TRAININGSPLAN TABATA – BEISPIEL MIT ZWEI ÜBUNGEN

Muskelgruppen (hier im Beispiel): Oberkörper/Arme und Beine/Po

4.1.1
LIEGESTÜTZ
MIT DEN HÄNDEN
AUF DER BANK,
Seite 34

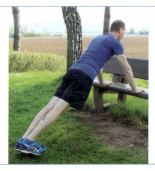
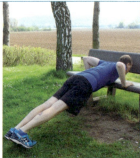

4.3.5
AUF DIE BANK
STEIGEN,
Seite 92

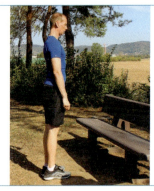
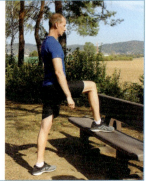

Steuerung:

Organisieren Sie sich einen Timer. Für das Smartphone gibt es übrigens sehr viele kostenlose Timer Apps. Bei vielen ist ein „Tabata" schon programmiert.

Dies Steuerung besteht aus 20 Sekunden Belastung und 10 Sekunden Entlastung. Dies war eine Runde. Es werden acht Runden absolviert. Die beiden Übungen wechseln sich in den Runden ab.

Dies heißt bei unserer Beispielübung: Variante 1: Normal

» 20 Sekunden „Liegestütz mit den Händen auf der Bank",
   danach 10 Sekunden Pause;

» 20 Sekunden „Auf die Bank steigen", danach 10 Sekunden Pause;

» 20 Sekunden „Liegestütz mit den Händen auf der Bank",
   danach 10 Sekunden Pause;

» 20 Sekunden „Auf die Bank steigen", danach 10 Sekunden Pause;

» 20 Sekunden „Liegestütz mit den Händen auf der Bank",
   danach 10 Sekunden Pause;

» 20 Sekunden „Auf die Bank steigen", danach 10 Sekunden Pause;

» 20 Sekunden „Liegestütz mit den Händen auf der Bank",
   danach 10 Sekunden Pause;

» 20 Sekunden „Auf die Bank steigen", danach 10 Sekunden Pause;

Ende!

Man kann ein Tabata, bestehend aus zwei Übungen, auch etwas anders in der Steuerung gestalten. Wenn Sie innerhalb Ihrer Übungsauswahl für das jeweilige Tabata eine gehende oder steigende Bewegung haben, können Sie diese auch als „aktive Pause" einsetzen. Aber, Vorsicht! Dies macht das Tabata natürlich wesentlich schwerer!

Dies heißt bei unserer Beispielübung: Variante 2: Mit „aktiver Pause"

» 20 Sekunden „Liegestütz mit den Händen auf der Bank",
    danach 10 Sekunden „Auf die Bank steigen".

» 20 Sekunden „Liegestütz mit den Händen auf der Bank",
    danach 10 Sekunden „Auf die Bank steigen".

» 20 Sekunden „Liegestütz mit den Händen auf der Bank",
    danach 10 Sekunden „Auf die Bank steigen".

» 20 Sekunden „Liegestütz mit den Händen auf der Bank",
    danach 10 Sekunden „Auf die Bank steigen".

» 20 Sekunden „Liegestütz mit den Händen auf der Bank",
    danach 10 Sekunden „Auf die Bank steigen".

» 20 Sekunden „Liegestütz mit den Händen auf der Bank",
    danach 10 Sekunden „Auf die Bank steigen".

» 20 Sekunden „Liegestütz mit den Händen auf der Bank",
    danach 10 Sekunden „Auf die Bank steigen".

» 20 Sekunden „Liegestütz mit den Händen auf der Bank",
    danach 10 Sekunden „Auf die Bank steigen".

HINWEIS:

Die Beispielübungen lassen sich natürlich durch jede andere Übung aus diesem Buch austauschen! (Die Muskelgruppen variieren natürlich dann entsprechend!)

1. *Achten Sie darauf, dass die Übung nicht zu leicht oder zu schwer ist!*
2. *Achten Sie zudem bitte darauf, dass die Übung Wiederholung für Wiederholung absolut korrekt ausgeführt wird!*
3. *Achten Sie darauf, dass Sie in der Pause jeweils wirklich aus der Belastung rausgehen!*

5.10 TRAININGSPLAN HIIT – FUNCTIONAL

Muskelgruppen: Oberkörper/Arme und Beine/Po und Rumpf

4.3.3
HINSETZEN
UND AUFSPRINGEN,
Seite 89

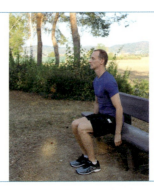
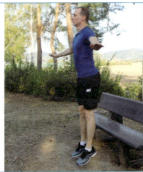

4.3.8
AUSFALLSCHRITT
MIT DEM FUSS
AUF DER BANK,
Seite 97

Nach jeder Runde die Seite wechseln.

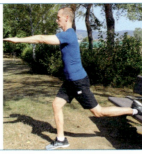
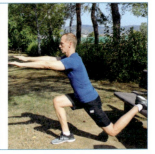

4.1.3
LIEGESTÜTZ
MIT DEN FÜSSEN
AUF DER BANK,
Seite 37

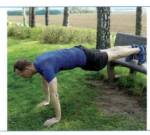
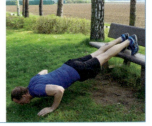

4.1.4
DIPS,
Seite 38

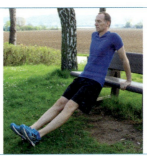
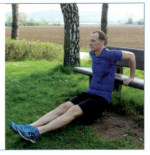

TRAININGSPLÄNE 147

4.2.7 SITZENDER SPRINTER, Seite 64	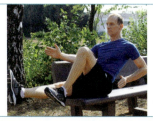	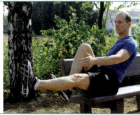
4.2.1 TWIST MIT GESTRECKTEN ARMEN, Seite 55	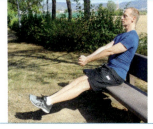	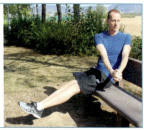
4.2.13 MOUNTAIN CLIMBER, Seite 76	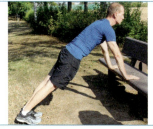	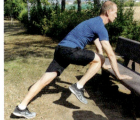

Steuerung:

Organisieren Sie sich einen Timer. Für das Smartphone gibt es übrigens sehr viele kostenlose Timer-Apps. Programmieren Sie den Timer auf 40 Sekunden Belastung und 20 Sekunden Pause. Sieben Übungen. Davon vier Runden.

Absolvieren Sie jede Übung 40 Sekunden lang. Nach jeder Übung haben Sie 20 Sekunden Pause. Absolvieren Sie dann die nächste Übung. Alle sieben Übungen entsprechen einer Runde.

Absolvieren Sie vier Runden.

HINWEIS:

Mit diesem Programm absolvieren Sie ein sehr gutes Functional Training!

5.11 TRAININGSPLAN AMRAP – BEISPIEL MIT DREI ÜBUNGEN

Muskelgruppen (hier im Beispiel): Oberkörper/Arme und Beine/Po und Rumpf

4.1.1
LIEGESTÜTZ
MIT DEN HÄNDEN
AUF DER BANK,
Seite 34

10 Wiederholungen

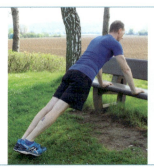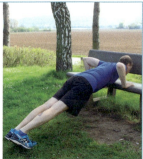

4.3.7
SPRÜNGE
AUF DIE BANK,
Seite 96

10 Wiederholungen

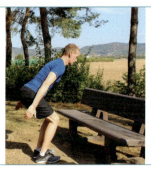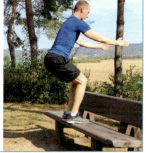

4.2.8
FLUTTER KICKS,
Seite 66

20 Wiederholungen

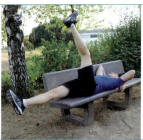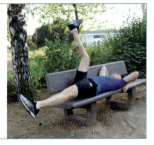

AMRAP bedeutet: As Many Rounds As Possible (Wie viele Runden schaffe ich in einer vorgegebenen Zeit?)

Steuerung:

Organisieren Sie sich einen Timer. Für das Smartphone gibt es übrigens sehr viele kostenlose Timer-Apps. Stellen Sie den Timer auf Countdown 15 Minuten.

Oben sehen Sie die drei Übungen mit ihren Wiederholungszahlen. Alle drei Übungen zusammen ergeben eine Runde. Wie viele Runden schaffen Sie innerhalb der 15 Minuten? Sie können jederzeit Pause machen, so oft Sie brauchen. Die Zeit läuft aber währenddessen weiter. Notieren Sie nach Ablauf der 15 Minuten, wie viele Runden Sie gemeistert haben. Versuchen Sie, diesen Wert nach und nach zu verbessern!

HINWEIS:

Die Beispielübungen lassen sich natürlich durch jede andere Übung aus diesem Buch austauschen! (Die Muskelgruppen variieren natürlich dann entsprechend!)

1. *Achten Sie darauf, dass die Übung nicht zu leicht oder zu schwer ist!*
2. *Achten Sie zudem bitte darauf, dass die Übung Wiederholung für Wiederholung absolut korrekt ausgeführt wird!*

5.12 TRAININGSPLAN EMOM 10 MINUTEN – BEISPIEL MIT EINER ÜBUNG

Muskelgruppen (hier im Beispiel): Oberkörper/Arme

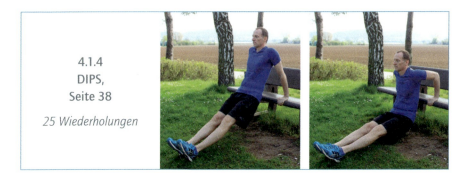

4.1.4
DIPS,
Seite 38

25 Wiederholungen

EMOM bedeutet: Every Minute On The Minute. Beginnen Sie zur vollen Minute: Absolvieren Sie die vorgegebenen Übungen mit Ihrer vorgegebenen Wiederholungszahl. Der verbleibende Rest der vollen Minute ist die Pause.

Steuerung:

Sie benötigen eine Uhr mit Sekundenzeiger.

Wenn Sie mit den Übungen starten wollen, warten Sie, bis die Sekundenzeiger die volle Minute anzeigt. Starten Sie nun! Absolvieren Sie 25 Wiederholungen von der Übung „Dips". Wenn Sie damit fertig sind, ist Ihre restliche Zeit, bis der Sekundenzeiger wieder auf der vollen Minute ist, Ihre Pause. Starten Sie also bei der vollen Minute mit der nächsten Runde.

Schaffen Sie die 10 Minuten?

HINWEIS 1:

Sie können natürlich auch zwischen den Wiederholungen Pause machen, falls nötig. Aber die Gesamtzeit läuft weiter . . .

HINWEIS 2:

Die Beispielübungen lassen sich natürlich durch jede andere Übung aus diesem Buch austauschen! (Die Muskelgruppen variieren natürlich dann entsprechend!) Oder passen Sie die Wiederholungszahlen und Gesamtzeit des EMOM an Ihr Niveau an!

1. *Achten Sie darauf, dass die Übung nicht zu leicht oder zu schwer ist!*

2. *Achten Sie zudem bitte darauf, dass die Übung Wiederholung für Wiederholung absolut korrekt ausgeführt wird!*

5.13 TRAININGSPLAN EMOM 10 MINUTEN – BEISPIEL MIT ZWEI ÜBUNGEN

Muskelgruppen (hier im Beispiel): Oberkörper/Arme und Beine/Po

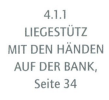

4.1.1
LIEGESTÜTZ
MIT DEN HÄNDEN
AUF DER BANK,
Seite 34

10 Wiederholungen

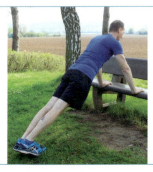
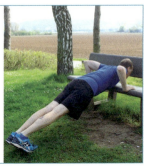

4.3.5
AUF DIE BANK
STEIGEN,
Seite 92

10 Wiederholungen

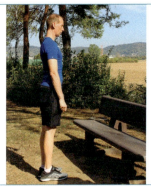
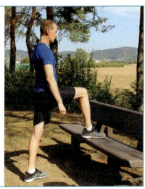

EMOM bedeutet: Every Minute On The Minute. Beginnen Sie zur vollen Minute: Absolvieren Sie die vorgegebenen Übungen mit Ihrer vorgegebenen Wiederholungszahl. Der verbleibende Rest der vollen Minute ist die Pause.

Steuerung:

Sie benötigen eine Uhr mit Sekundenzeiger.

Wenn Sie mit den Übungen starten wollen, warten Sie, bis die Sekundenzeiger die volle Minute anzeigt. Starten Sie nun! Absolvieren Sie 10 Wiederholungen der Liegestütze und direkt danach 10 Wiederholungen von „Auf die Bank steigen". Wenn Sie damit fertig sind, ist Ihre restliche Zeit, bis der Sekundenzeiger wieder auf der vollen Minute ist, Ihre Pause. Starten Sie also bei der vollen Minute mit der nächsten Runde.

Schaffen Sie die 10 Minuten?

HINWEIS 1:

Sie können natürlich auch zwischen den Wiederholungen Pause machen, falls nötig. Aber die Gesamtzeit läuft weiter ...

HINWEIS 2:

Die Beispielübungen lassen sich natürlich durch jede andere Übung aus diesem Buch austauschen! (Die Muskelgruppen variieren natürlich dann entsprechend!) Oder passen Sie die Wiederholungszahlen und Gesamtzeit des EMOM an Ihr Niveau an!

1. *Achten Sie darauf, dass die Übung nicht zu leicht oder zu schwer ist!*
2. *Achten Sie zudem bitte darauf, dass die Übung Wiederholung für Wiederholung absolut korrekt ausgeführt wird!*

5.14 TRAININGSPLAN PUSH-UPS-CHALLENGE

Muskelgruppen: Oberkörper/Arme

Block 1

4.1.2 LIEGESTÜTZ MIT DEN HÄNDEN AUF DER LEHNE, Seite 36	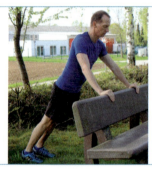	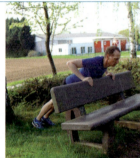
4.1.1 LIEGESTÜTZ MIT DEN HÄNDEN AUF DER BANK, Seite 34	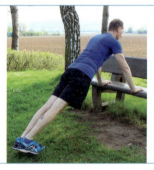	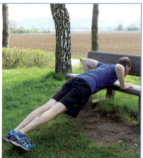
4.1.5 DREI-PUNKT- LIEGESTÜTZ, Seite 39	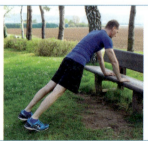	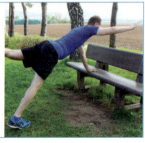

TRAININGSPLÄNE

Block 2

4.1.8 LIEGESTÜTZ MIT DEN HÄNDEN AUF DER BANK UND ABSTOSSEN, Seite 42	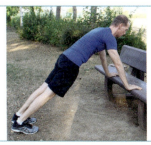	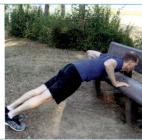
4.1.3 LIEGESTÜTZ MIT DEN FÜSSEN AUF DER BANK, Seite 37	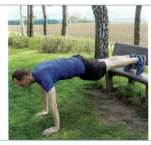	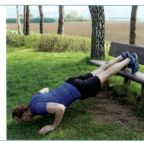
4.1.10 PIKES MIT DEN FÜSSEN AUF DER SITZFLÄCHE, Seite 45	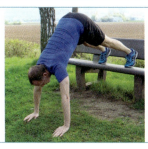	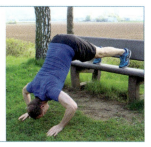

Block 3

| 4.1.11 LIEGESTÜTZ MIT DEN FÜSSEN AUF DER RÜCKENLEHNE, Seite 46 | 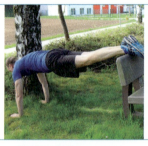 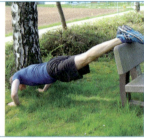 |

| 4.1.14 LIEGESTÜTZ MIT DEN FÜSSEN AUF DER BANK UND ABSTOSSEN, Seite 50 | 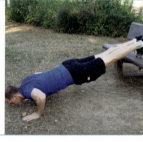 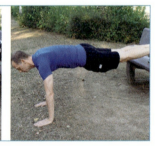 |

| 4.1.13 PIKES MIT DEN FÜSSEN AUF DER RÜCKENLEHNE, Seite 48 | 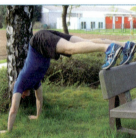 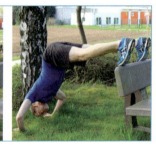 |

Steuerung:

Absolvieren Sie die Übungen pro Durchgang mit je einem Satz à 10 Wiederholungen. Zwischen den Übungen sind 30 Sekunden Pause. Die Pause zwischen den Blöcken beträgt 60 Sekunden.

Durchlaufen der Blöcke/Prinzip

Absolvieren Sie zuerst den Durchgang von „Block 1". Jede Übung mit je einem Satz à 10 Wiederholungen; dazwischen je 30 Sekunden Pause. Wenn Sie diesen Durchgang, ohne eine Sonderpause zu benötigen, gemeistert haben, dann absolvieren Sie danach „Block 2" nach dem gleichen Prinzip. Wenn Sie „Block 2" auch ohne Sonderpause durchlaufen konnten, dann hängen Sie noch „Block 3" dran. Sollten Sie „Block 3" ebenfalls ohne eine Sonderpause meistern, dann – ich gratuliere! – durchlaufen Sie wieder „Block 1", danach „Block 2" usw.

Durchlaufen Sie alle Blöcke so lange, bis eine Sonderpause Sie stoppt. Dann wäre die Challenge vorbei.

Schreiben Sie sich auf, wie weit Sie gekommen sind und versuchen Sie, beim nächsten Mal weiter zu kommen.

5.15 TRAININGSPLAN STATISCHE ÜBUNGEN

Muskelgruppen: Oberkörper/Arme und Beine/Po und Rumpf

Nur Endposition aus der Übung:
4.2.12 WAAGE MIT DER HAND
AUF DER BANK, Seite 74

MAX (so lange, wie Sie können)

Danach Seitenwechsel

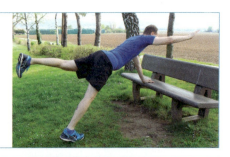

Nur Ausgangsposition aus der Übung:
4.2.10 UNTERARMSTÜTZ
MIT SCHERENSPRUNG, Seite 70

MAX (so lange, wie Sie können)

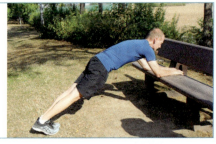

Nur Endposition aus der Übung:
4.2.9 HALBER ADLER, Seite 68

MAX (so lange, wie Sie können)

Danach Seitenwechsel

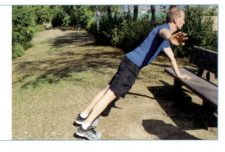

TRAININGSPLÄNE 159

Endposition aus der Übung:
4.3.13 BEINPENDEL, Seite 106

MAX (so lange, wie Sie können)

Danach Beinwechsel

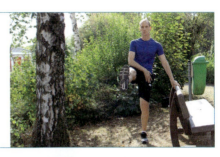

Endposition aus der Übung:
4.3.12 BEINSPREIZEN, Seite 104

MAX (so lange, wie Sie können)

Danach Beinwechsel

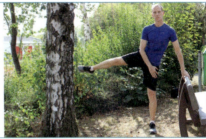

Endposition aus der Übung:
4.2.4 LIEGENDES X, Seite 58

MAX (so lange, wie Sie können)

Danach Beinwechsel

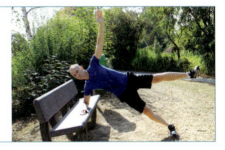

Statische Übungen:

Nehmen Sie die Position der entsprechenden Übung ein und halten Sie diese über die Dauer, wie angegeben.

Steuerung:

Nehmen Sie die angegebene Position der jeweiligen Übung ein.

Für diesen Trainingsplan brauchen Sie weder Timer noch Uhr. Die Steuerung ist hier sehr einfach: Halten Sie die Übungen MAX (so lange, wie Sie können).

Danach wechseln Sie, wie angegeben, zur anderen Seite oder zum anderen Bein. Legen Sie zwischen den Übungen eine Pause von 120 Sekunden ein.

5.16 TRAININGSPLAN FATBURNER

Muskelgruppen: Oberkörper/Arme und Beine/Po und Ganzkörper

4.3.7 SPRÜNGE AUF DIE BANK, Seite 96	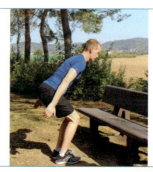 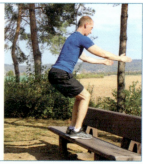
4.3.3 HINSETZEN UND AUFSPRINGEN, Seite 89	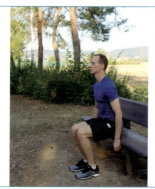 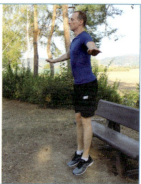
4.2.15 MOUNTAIN CLIMBER GERANNT, Seite 80	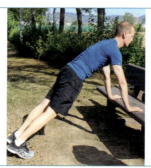 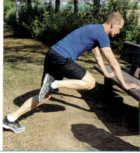

TRAININGSPLÄNE

**4.1.15
HÄNDELAUF HOCH
AUF DIE BANK,**
Seite 52

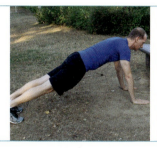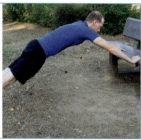

**4.1.8
LIEGESTÜTZ
MIT DEN HÄNDEN
AUF DER BANK
UND ABSTOSSEN,**
Seite 42

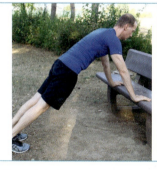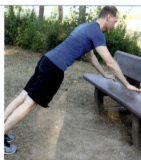

**4.4.1
BURPEE
MIT AUF DIE BANK
STEIGEN,**
Seite 112

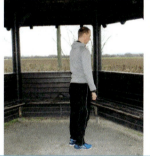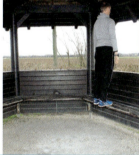

Steuerung:

Absolvieren Sie jede Übung 30 Sekunden lang. Zwischen den Übungen beträgt die Pause ebenfalls 30 Sekunden.

Wie viele Runden meistern Sie?

ACHTUNG!
Dieses Training ist wirklich sehr intensiv!

5.17 TRAININGSPLAN BURPEE CHALLENGE

Muskelgruppen: Ganzkörper

Block 1

4.4.1
BURPEE
MIT AUF DIE BANK
steigen,
Seite 112

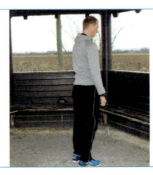
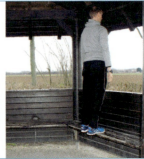

Block 2

4.4.2
BURPEE
MIT HÄNDELAUF
AUF DIE BANK,
Seite 116

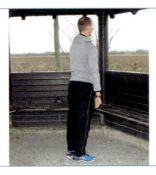
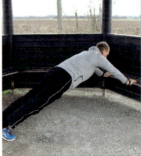

Steuerung:

Absolvieren Sie von den Burpees aus „Block 1" fünf Wiederholungen und danach direkt fünf Wiederholungen des Burpees aus „Block 2". Danach 30 Sekunden Pause.

Wie viele Runden meistern Sie?

ACHTUNG!
Dieses Training ist wirklich sehr intensiv!

5.18 TRAININGSPLAN DER „PLUS+"-ÜBUNGEN

Muskelgruppen: Oberkörper/Arme und Rumpf und Ganzkörper

4.1.13 PIKES MIT DEN FÜSSEN AUF DER RÜCKENLEHNE, Seite 48	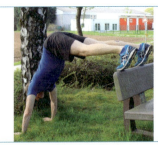	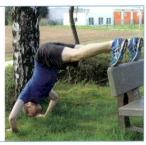
4.4.1 BURPEE MIT AUF DIE BANK STEIGEN, Seite 112	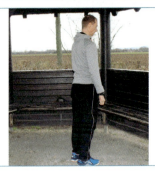	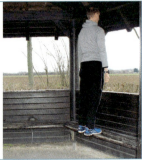
4.2.5 HALBES KLAPPMESSER, Seite 60	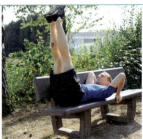	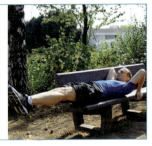

TRAININGSPLÄNE

**4.4.2
BURPEE
MIT HÄNDELAUF
AUF DIE BANK,**
Seite 116

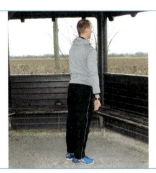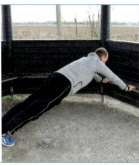

**4.2.16
KNIE ZUM ELLBOGEN
MIT DEN FÜSSEN
AUF DER BANK,**
Seite 84

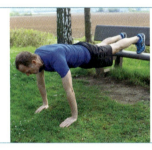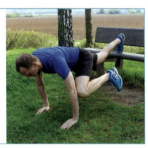

Steuerung:

Absolvieren Sie von jeder Übung drei Sätze à 10 Wiederholungen. Zwischen den Sätzen ist 90 Sekunden Pause und zwischen den Übungen ist 120 Sekunden Pause.

ACHTUNG!
Dieses Training ist wirklich sehr fordernd!

5.19 TRAININGSPLAN „VON BANK ZU BANK LAUFEN 1"

Muskelgruppen: Oberkörper/Arme und Beine/Po und Rumpf

4.3.3 HINSETZEN UND AUSSPRINGEN, Seite 89	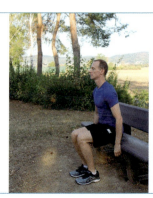 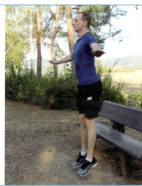
4.1.1 LIEGESTÜTZE MIT DEN HÄNDEN AUF DER BANK, Seite 34	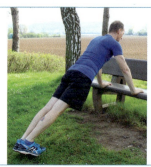 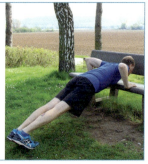
4.1.4 DIPS, Seite 38	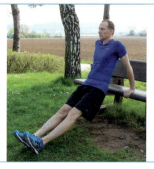 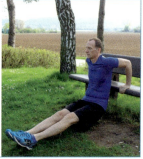

4.2.1
TWIST
MIT GESTRECKTEN
ARMEN,
Seite 55

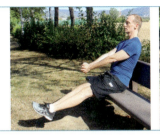
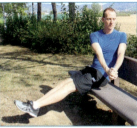

4.2.13
MOUNTAIN CLIMBER,
Seite 76

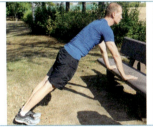
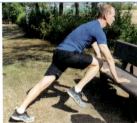

Steuerung:

Suchen Sie sich eine Wegstrecke mit relativ vielen Bänken: eventuell eine Runde im Park oder an einer Promenade. Bestimmen Sie eine Zeit für sich, die Sie walken oder joggen wollen.

Walken oder joggen Sie Ihre ausgewählte Strecke und absolvieren Sie an jeder Bank, an der Sie vorbeikommen, 10 Wiederholungen einer Übung aus der oberen Auswahl. Versuchen Sie, jede Übung mindestens einmal mit 10 Wiederholungen zu absolvieren.

5.20 TRAININGSPLAN BUMERANG – BEISPIEL MIT EINER ÜBUNG

Muskelgruppen (hier im Beispiel): Oberkörper/Arme

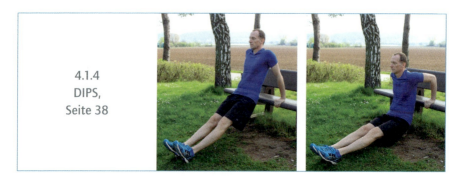

4.1.4
DIPS,
Seite 38

Steuerung:

Absolvieren Sie an einer Bank 20 Wiederholungen von den Dips. Laufen Sie 10 Sekunden von der Bank weg, drehen Sie um und laufen Sie wieder 10 Sekunden zur Bank zurück. Absolvieren Sie nun 18 Wiederholungen von den Dips. Laufen Sie erneut 10 Sekunden weg und kehren Sie zur Bank zurück. Nun absolvieren Sie 16 Wiederholungen usw.

Beispiele der Steuerung der Anzahl der Wiederholungen:

20-18-16-14-12-10-8-6-4-2

10-9-8-7-6-5-4-3-2-1

1-2-3-4-5-6-7-8-9-10

1-2-3-4-5-6-7-8-9-10-9-8-7-6-5-4-3-2-1

HINWEIS:

Die Beispielübung lässt sich natürlich durch jede andere Übung aus diesem Buch austauschen! (Die Muskelgruppen variieren natürlich dann entsprechend!) Gerne auch mit mehreren Übungen.

1. *Achten Sie darauf, dass die Übung nicht zu leicht oder zu schwer ist!*

2. *Achten Sie zudem bitte darauf, dass die Übung Wiederholung für Wiederholung absolut korrekt ausgeführt wird!*

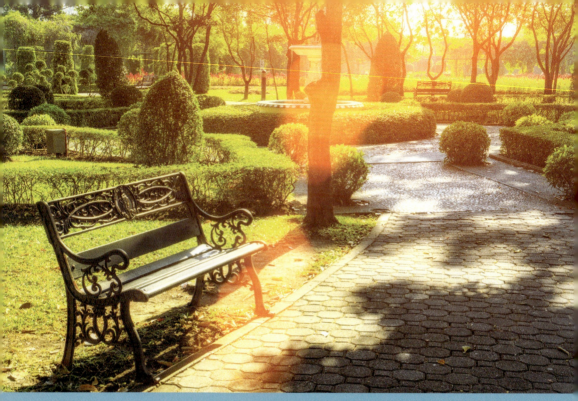

KAPITEL 6

6   DER PARK

Bisher haben wir „nur" über das Wort „Bank" aus dem Titel Park-„Bank" gesprochen. Dies ist auch der Schwerpunkt des Buchs. Wir haben festgestellt (und hoffentlich auch bereits erlebt), was für eine wunderbare Fitnesszone diese Parkbank bietet und darstellt.

In diesem Kapitel will ich gerne einen Schritt weitergehen und mich dem Wort „Park" im Titel „Park"-Bank zuwenden und dafür Ihre Inspiration erwecken.

Das Schöne an Bänken ist, diese stehen, wie bereits erwähnt, fast überall und quasi in der ganzen Welt: in nahezu jeder Straße, an Wegen, an Raststätten, in Hütten und eben in Parks.

Die Parks sind unsere grünen Oasen und Lungen in Großstätten und laden zum Entspannen, Erholen und zum aktiven Trainieren ein. Und dies das ganze Jahr!

In Deutschland sind die Parks sehr liebevoll angelegt, es gibt sie groß oder klein und die meisten der Parks sind obendrein auch noch ohne Eintrittspreis. Diese liefern also frische Luft, bieten Outdoorspaß pur, motivieren mit Vogelgezwitscher und bieten zusätzlich eine wohltuende und autofreie Umgebung für lau. Ist das nicht fantastisch?

Natürlich kann man auch den ganzen vorangegangenen Inhalt dieses Buchs dort (und damit auch Sie) durchtrainieren. Dennoch möchte ich gerne Ihnen in diesem Kapitel weitere Trainingsideen aus dem Park vorstellen und Sie inspirieren, weitere Fitnesszonen für sich zu entdecken und zu erleben.

Ein Park ist eine riesige Fitnesszone und besteht aus vielen kleinen Fitnesszonen. In diesem Kapitel möchte ich Ihnen verschiedene dieser Fitnesszonen vorstellen. Gleichzeitig habe ich in jeder Zone Übungen und Trainingspläne konzipiert, welche jeweils eine unserer gruppierten Muskelbereiche dieses Buchs beinhaltet. Natürlich wären in den vorgestellten Trainingszonen des Parks auch andere Übungen möglich.

Am Schluss dieses Kapitel versuche ich, den gesamten Park, mit all seinen Fitnesszonen, in einen Trainingsplan zu packen.

6.1 DIE WEGE IM PARK

Die Wege bilden quasi ein Netz aus „Adern" durch die „Lunge" Park. Nutzen Sie diese nicht nur zum Spazieren und zum Entspannen, sondern setzen Sie diese auch gezielt zum Aufbau Ihrer Ausdauer ein. Gleichzeitig bringen Sie die Wege ja auch von Bank zu Bank.

Man kann sich auf diesen Wegen sehr unterschiedlich bewegen. Aber ich appelliere an Sie, dies nur mit Ihrer eigenen Muskelkraft zu tun. Sie können auf den Wegen walken, hüpfen, laufen und Nordic Walking machen.

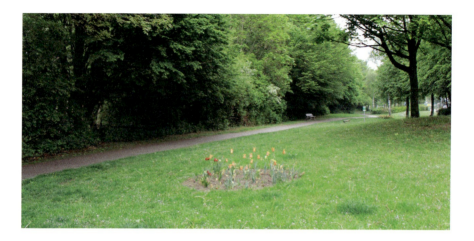

6.1.1 Trainingsplan „Vom Walker zum Läufer"

Vielleicht beobachten Sie in Parks viele Läufer und wollen selbst einmal vom Walker zum Läufer werden. Kein Problem. Der Park ist der ideale Ort dafür. Dieser ist meist in verschiedene Rundwege aufgeteilt, somit können Sie einfach Ihre persönliche Rundenlänge wählen. Sie können natürlich auch eine kleinere Runde mehrmals absolvieren, somit können Sie sicherstellen, wie Sie nun zum Ausgangspunkt zurückkommen. Gleichzeitig gibt es in vielen Parks auch die Möglichkeit, auf die Toilette zu gehen. Zu wissen, dass einem die eigene Blase nicht in „Schwierigkeiten" bringen kann, ist sicherlich ein gutes Gefühl beim Laufen.

Da wir nun den Park als optimale Fitnesszone für das Vorhaben „Vom Walker zum Läufer" gefunden haben, brauchen Sie nur noch das erste Handwerkszeug dazu: einen Trainingsplan.

> **HINWEIS:**
>
> *Wenn Sie Gefallen am Laufen gefunden haben, dann geben Sie sich bitte damit noch nicht zufrieden.*
>
> *Zum Laufen gehört noch viel mehr! Spezifische Übungen, Lauf-ABC usw. Bitte besuchen Sie dazu ein Laufseminar oder greifen Sie auf gute Fachbücher zum Thema Laufen zurück.*

Tab. 1: Trainingsplan

1. Woche	2. Woche	3. Woche	4. Woche	5. Woche	6. Woche	7. Woche	8. Woche
1 min Walken	2 min Walken	1 min Walken	1 min Walken	7 min Joggen	10 min Joggen	15 min Joggen	30 min Joggen
2 min Joggen	3 min Joggen	4 min Joggen	5 min Joggen	1 min Walken	1 min Walken	2 min Walken	2 min Walken
1 min Walken	1 min Walken	1 min Walken	1 min Walken	7 min Joggen	10 min Joggen	15 min Joggen	
2 min Joggen	3 min Joggen	4 min Joggen	5 min Joggen	1 min Walken	1 min Walken		
1 min Walken	1 min Walken	1 min Walken	1 min Walken	7 min Joggen	10 min Joggen		
2 min Joggen	3 min Joggen	4 min Joggen	5 min Joggen	1 min Walken	1 min Walken		
1 min Walken	1 min Walken	1 min Walken	1 min Walken	7 min Joggen	10 min Joggen		
2 min Joggen	3 min Joggen	4 min Joggen	5 min Joggen				
1 min Walken	1 min Walken	1 min Walken	1 min Walken				
2 min Joggen	3 min Joggen	4 min Joggen	5 min Joggen				
1 min Walken	1 min Walken	1 min Walken	1 min Walken				
2 min Joggen	3 min Joggen	4 min Joggen	5 min Joggen				
1 min Walken	1 min Walken	1 min Walken	1 min Walken				
2 min Joggen	3 min Joggen	4 min Joggen					
1 min Walken	1 min Walken	1 min Walken					
2 min Joggen	3 min Joggen						
1 min Walken	1 min Walken						
2 min Joggen	2 min Walken						
1 min Walken							
Gesamt: 28 Minuten Training	**Gesamt: 31 Minuten Training**	**Gesamt: 31 Minuten Training**	**Gesamt: 31 Minuten Training**	**Gesamt: 32 Minuten Training**	**Gesamt: 32 Minuten Training**	**Gesamt: 32 Minuten Training**	**Gesamt: 32 Minuten Training**

6.1.2 Trainingsplan „Von Bank zu Bank laufen 2"

Wie viele Bänke hat Ihr Park? Eine Menge? Das heißt also, bereits eine Menge Trainingsmöglichkeiten allein durch die Anzahl der Bänke! Walken oder laufen Sie von Bank zu Bank und immer, wenn eine Bank frei ist, absolvieren Sie eine Übung aus diesem Buch. Dies entweder trainingsspezifisch nach Muskelgruppe oder gerne auch im „Chaos-Freestyle-System". Das heißt, absolvieren Sie die Übungen nach einer festen Struktur eines Trainingsplans oder genießen Sie an jeder freien Bank genau die Übung, welche Ihnen spontan einfällt.

Folgendes Beispiel:

Muskelgruppen: Oberkörper/Arme und Beine/Po und Rumpf

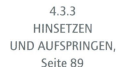
4.3.3
HINSETZEN
UND AUFSPRINGEN,
Seite 89

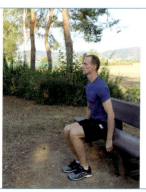
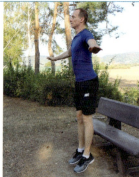

Walken, laufen und hüpfen Sie zur nächsten Bank.

4.1.3
LIEGESTÜTZ
MIT DEN FÜSSEN
AUF DER BANK,
Seite 37

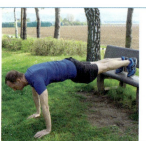
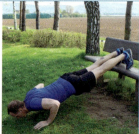

DER PARK 175

Walken, laufen und hüpfen Sie zur nächsten Bank.

| 4.2.7
SITZENDER SPRINTER,
Seite 64 | 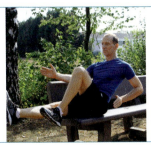 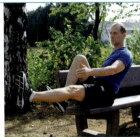 |

Walken, laufen und hüpfen Sie zur nächsten Bank.

| 4.2.13
MOUNTAIN CLIMBER,
Seite 76 | 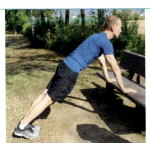 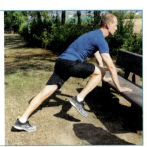 |

HINWEIS 1:

Passen Sie die Wiederholungszahl der Übungen an den Bänken an Ihre Bedürfnisse und Ihr Leistungsvermögen an.

HINWEIS 2:

Natürlich können Sie auch jeden Trainingsplan aus Kap. 5 hierzu verwenden. Als Pause zwischen den Übungen machen Sie nun eine aktive Pause, in der Sie von Bank zu Bank laufen.

6.2 DIE WIESE (BEISPIELE FÜR GANZKÖRPERWORKOUT UND ENTSPANNUNG)

Die entspannende Wirkung in unseren Parks entsteht, neben dem Gefühl, in der Natur zu sein, vor allem durch die Wiesen. Diese laden nicht nur zum entspannten Verweilen ein, sondern verlocken auch zum (Mannschafts-)Ausgleichssport. Man rennt, hüpft, streckt sich, drückt Emotionen aus usw. Wer kennt nicht zum Beispiel die wundervolle positive Wirkung von Federball, Fußball oder Frisbee auf der Wiese? Und ganz nebenbei finden wir (zumindest für den Moment) den inneren Ausgleich, stimulieren die Muskulatur und schulen die koordinativen Fähigkeiten. Also eine rundum tolle Sache! Der Haken dabei ist nur, je mehr Leute zur Verfügung stehen, umso mehr Spaß macht es. Wer sich scheut, andere Menschen für den genannten Spaß anzusprechen, der kann natürlich dennoch sehr von der Wiese profitieren, um zum Beispiel dort sein ganz eigenes Training zu absolvieren. Und das macht auch nicht nur den Kopf frei, sondern bringt ganz viel Fitness mit sich!

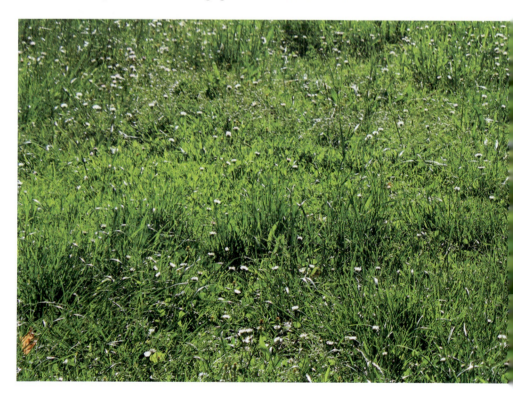

6.2.1 Die Bodyweight-Übungen

Für das gezielte Fitnesstraining auf der Wiese sind wohl die Bodyweight-Übungen (Körpereigengewichtsübungen) am besten geeignet. Das heißt, man trainiert tatsächlich „nur" mit dem eigenen Körpergewicht und braucht somit dafür kein (schweres) Equipment mitzunehmen. Dadurch lassen sich diese Übungen auch ideal in jedes Walking- oder Lauftraining integrieren.

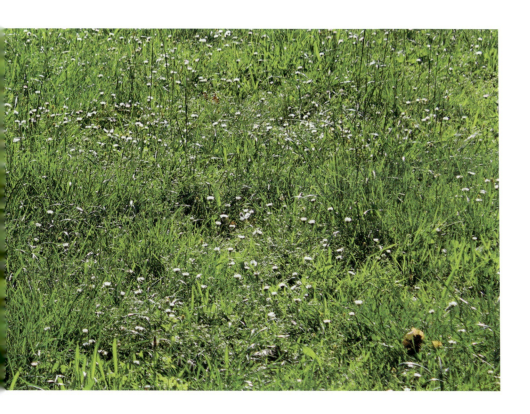

178 Das PARKBANK-WORKOUT

6.2.2 Die Kniebeuge – Schwierigkeit: normal

Stellen Sie sich aufrecht hin. Die Beine stehen hüftbreit auseinander. Der Bauch ist angespannt. Strecken Sie Ihre Arme aus. Beugen Sie nun Ihre Beine so, als wollten Sie sich auf einen Stuhl setzen. Achten Sie dabei darauf, dass Ihre Knie nicht über Ihre Fußspitzen ragen. Gehen Sie in diese Bewegung so tief Sie können. Halten Sie den tiefsten Punkt für einen Moment und gehen Sie dann langsam in die aufrechte Ausgangsposition zurück.

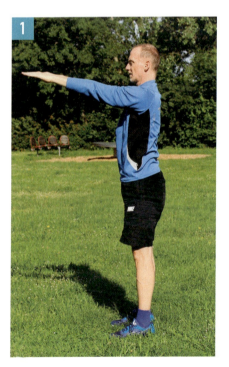 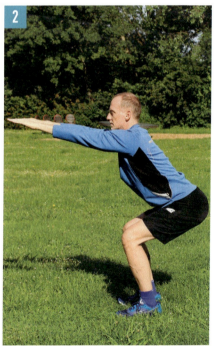

HINWEIS 1:

Um die Kniebeuge zu erschweren, können Sie beim Aufrichten zur Ausgangsposition auch einen Endsprung dranhängen. Ähnlich wie bei den Frog Jumps oder beim Burpee.

6.2.3 Die Ausfallschritte – Schwierigkeit: normal

Stellen Sie sich aufrecht hin. Ihre Beine stehen hüftbreit auseinander. Spannen Sie den Bauch an, verschränken Sie die Hände hinter dem Kopf und machen Sie mit einem Bein einen großen Schritt nach vorne. Achten Sie beim vorderen Bein darauf, dass Ihr Knie nicht Ihre Fußspitze überragt. Senken Sie nun das hintere Knie bis knapp über den Boden. Halten Sie diese Position für einen kurzen Moment. Gehen Sie nun in die Ausgangsposition zurück. Atmen Sie dabei aus. Nun das andere Bein.

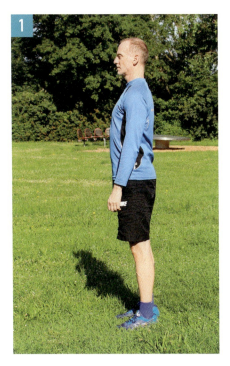
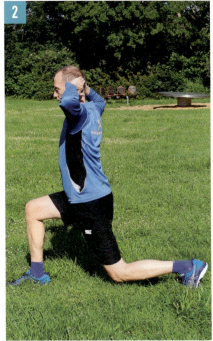

HINWEIS 1:

Um den Ausfallschritt zu erschweren, können Sie diesen auch springen.

6.2.4 Der Ausfallschritt mit Rotation – Schwierigkeit: schwer

Stellen Sie sich aufrecht hin. Ihre Beine stehen hüftbreit auseinander. Spannen Sie den Bauch an, verschränken Sie die Hände hinterm Kopf und machen Sie mit einem Bein einen großen Schritt nach vorne. Achten Sie beim vorderen Bein darauf, dass Ihr Knie nicht Ihre Fußspitze überragt. Senken Sie nun das hintere Knie bis knapp über den Boden. Drehen Sie nun den Oberkörper in Richtung des vorne stehenden Beins. Halten Sie diese Position für einen kurzen Moment. Gehen Sie nun in die Ausgangsposition zurück. Atmen Sie dabei aus. Nun das andere Bein.

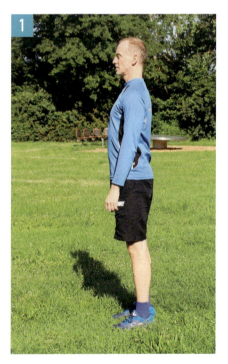
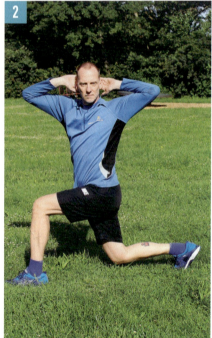

6.2.5 Der Liegestütz – Schwierigkeit: normal

Gehen Sie in die obere Liegestützposition. Ihre Hände sind direkt unter Ihren Schultern.

Stellen Sie Ihre Füße und Beine zusammen. Ihr Hals ist in Verlängerung der Wirbelsäule. Spannen Sie Ihren Bauch an. Beugen Sie nun Ihre Ellbogen, um Ihren Brustkorb dem Boden anzunähern. Die Ellbogen laufen nahe am Körper entlang. Halten Sie dabei Ihren Rücken gerade. Gehen Sie so tief, wie Sie können. Halten Sie Ihren tiefsten Punkt und drücken Sie sich in die Ausgangsposition zurück. Atmen Sie dabei aus.

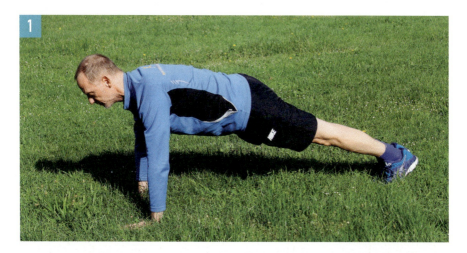

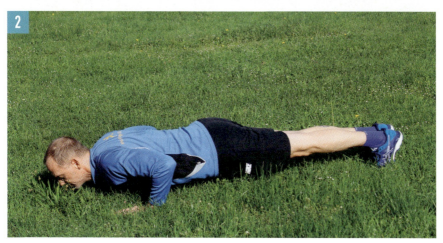

6.2.6 Military Press – Schwierigkeit: schwer

Gehen Sie in die obere Liegestützposition. Schieben Sie sich nun nach hinten und Ihren Po nach oben in Ihre Ausgangsposition. Die Beine sind gestreckt, der Rücken ist gerade und spannen Sie Ihren Bauch an. Beugen Sie nun Ihre Arme und lassen Sie dadurch Ihren Oberkörper kontrolliert zum Boden ab. Halten Sie kurz diese Position und drücken Sie sich in die Ausgangsposition zurück.

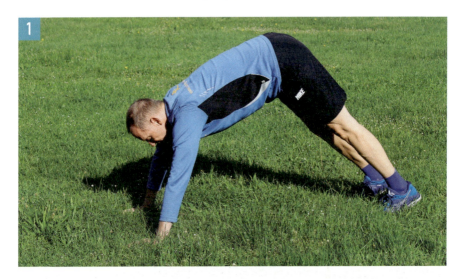

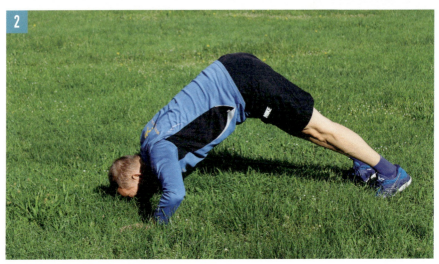

6.2.7 Crunches – Schwierigkeit: normal

Legen Sie sich rücklings auf die Wiese und stellen Sie Ihre Beine auf. Spannen Sie Ihren Bauch an und aktivieren Sie Ihren unteren Rücken gegen den Boden. Platzieren Sie Ihre Hände seitlich am Kopf (den Daumen auf den Kiefer und den Zeigefinger auf die Schläfe legen), Ihr Kopf ist in Verlängerung der Wirbelsäule. Rollen Sie nun Ihre Brustwirbelsäule auf, dass Ihre Schulter den Boden nicht mehr berühren. Führen Sie diese Bewegung weit nach oben aus, aber achten Sie darauf, dass Ihr unterer Rücken auf dem Boden bleibt. Dabei atmen Sie aus. Halten Sie den obersten Punkt dieser Bewegung und gehen Sie dann langsam und kontrolliert in die Ausgangsstellung zurück.

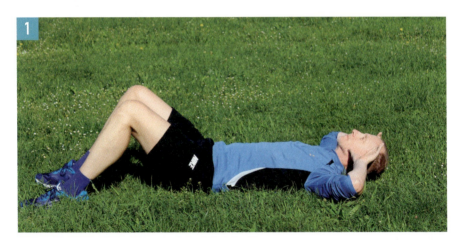

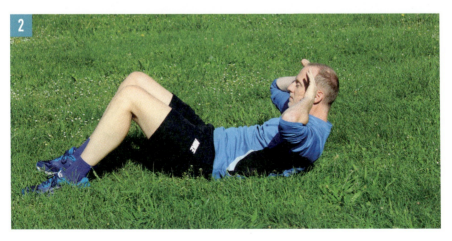

6.2.8 Crunches mit gestreckten Armen – Schwierigkeit: schwer

Legen Sie sich rücklings auf die Wiese und stellen Sie Ihre Beine auf. Spannen Sie Ihren Bauch an und aktivieren Sie Ihren unteren Rücken gegen den Boden. Strecken Sie Ihre Arme am Kopf vorbei aus. Ihre Hände berühren sich. Ihr Kopf ist in Verlängerung der Wirbelsäule. Rollen Sie nun Ihre Brustwirbelsäule auf, sodass Ihre Schulter den Boden nicht mehr berühren. Führen Sie diese Bewegung weit nach oben aus, aber achten Sie darauf, dass Ihr unterer Rücken auf dem Boden bleibt. Dabei atmen Sie aus. Halten Sie den obersten Punkt dieser Bewegung und gehen Sie dann langsam und kontrolliert in die Ausgangsstellung zurück.

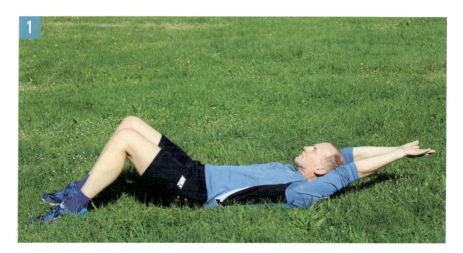

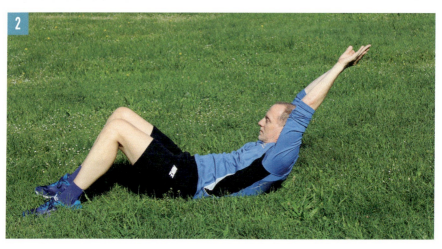

6.2.9 Russian Twist – Schwierigkeit: schwer

Setzen Sie sich auf die Wiese. Spannen Sie Ihren Bauch an, lehnen Sie Ihren Oberkörper leicht nach hinten. Der Rücken bleibt gerade und Ihr Kopf ist in Verlängerung der Wirbelsäule. Drehen Sie den Oberkörper in eine Richtung. Halten Sie diese Position kurz und drehen Sie dann in die Ausgangsposition zurück. Stoppen Sie kurz in der Mitte, um Schwung zu vermeiden. Drehen Sie sich nun in die andere Richtung. Halten Sie kurz diese Position, um dann in die Ausgangsposition zurückzudrehen.

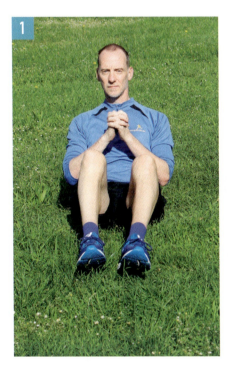
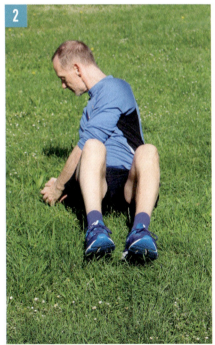

6.2.10 Planke – Schwierigkeit: normal

Gehen Sie in den Unterarmstütz und achten Sie auf folgende Ausführung/Merkmale der eingenommenen Position: Bauch und Po sind angespannt, Ihr Rücken ist gerade. Ihre Ellbogen sind direkt unter den Schultern. Ihre Handflächen zeigen zum Boden. Halten Sie konstant den Bauch angespannt und atmen Sie ruhig weiter. Die Planke ist keine dynamische Übung, in der ein Bewegungsablauf existiert, welche als Wiederholungen gezählt werden. Die Planke ist vielmehr eine statische Übung, in der Sie eine Position und über eine Zeitdauer einnehmen und korrekt halten.

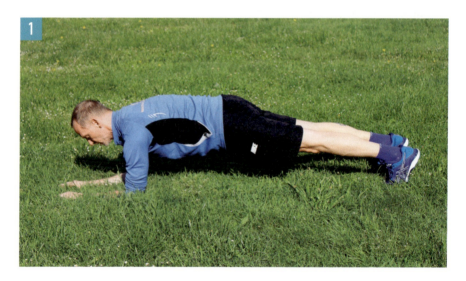

6.2.11 Von der Planke zum Liegestütz – Schwierigkeit: schwer

Gehen Sie in den Unterarmstütz und achten Sie auf folgende Ausführung/Merkmale der eingenommenen Position: Bauch und Po sind angespannt, Ihr Rücken ist gerade. Ihre Ellbogen sind direkt unter den Schultern. Ihre Handflächen zeigen zum Boden. Halten Sie konstant den Bauch angespannt. Dies ist der Unterarmstütz.

Strecken Sie sich nun von Arm zu Arm aus dem Unterarmstütz in die obere Liegestützposition und wieder Arm für Arm zurück.

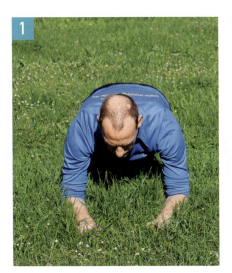
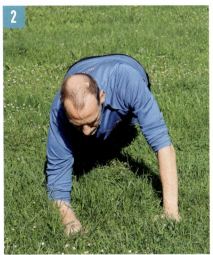
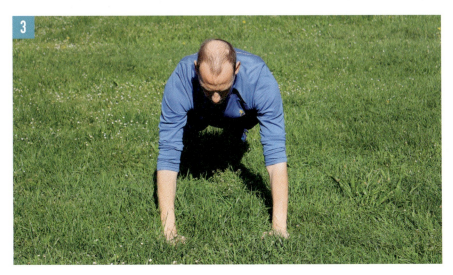

6.2.12 Mountain Climber – Schwierigkeit: normal

Begeben Sie sich in die obere Liegestützposition. Spannen Sie den Bauch an, der Rücken ist gerade und der Kopf in Verlängerung der Wirbelsäule. Führen Sie abwechselnd das linke und rechte Knie an die Brust. Machen Sie eine zügige Bewegung. Ihr Rücken bleibt gerade.

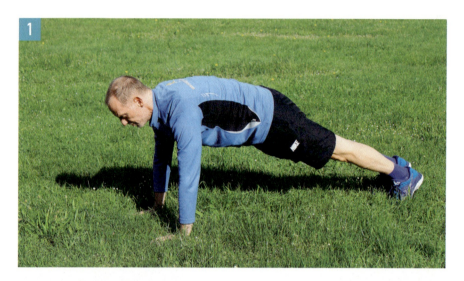

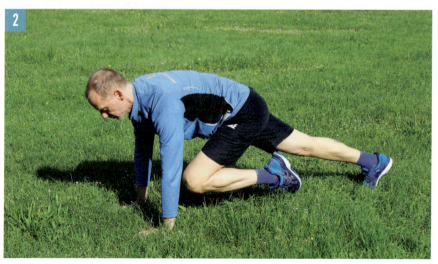

6.2.13 Knieheben im Stand – Schwierigkeit: normal/schwer

Laufen Sie auf der Stelle und ziehen Sie dabei Ihre Knie hoch. Bleiben Sie dabei aufrecht.

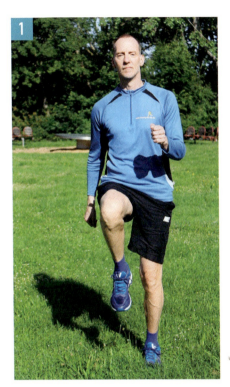 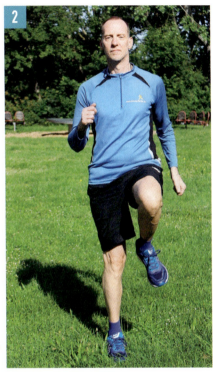

HINWEIS 1:

Je höher Sie die Knie beim Laufen nach oben ziehen, desto schwieriger wird die Übung! Je niedriger die Knie sind, desto leichter wird die Übung.

190 Das PARKBANK-WORKOUT

6.2.14 Hampelmänner – Schwierigkeit: schwer

Stellen Sie sich gerade hin. Ihre Hände sind am Körper. Springen Sie explosionsartig mit Ihren Beinen nach außen und führen Sie Ihre Arme nach oben, um sofort wieder in die Ausgangsposition zurückzuspringen. Führen Sie die vorgegebene Wiederholungszahl möglich fließend ohne Pause aus.

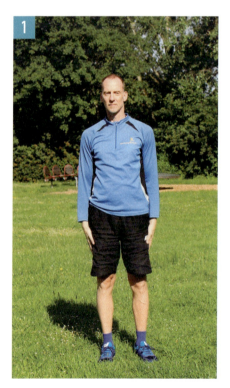 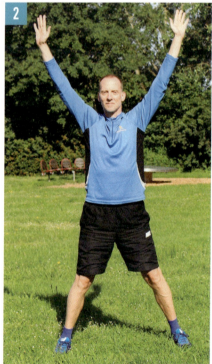

HINWEIS 1:

Variante: Sie können natürlich auch Ihre Arme über dem Kopf zusammenführen.

DER PARK   191

6.2.15 Burpees – Schwierigkeit: plus+

Stellen Sie sich in die gerade Ausgangsposition. Die Beine stehen hüftbreit auseinander, der Bauch ist angespannt. Gehen Sie nun in eine tiefe Kniebeuge und berühren Sie mit den Handflächen den Boden. Springen Sie nun mit den Beinen zurück in die obere Liegestützposition. Führen Sie einen Liegestütz aus und kehren Sie in die obere Liegestützposition zurück. Springen Sie nun mit beiden Beinen nach vorne wieder in die tiefe Kniebeuge zurück. Schnellen Sie nun explosionsartig nach oben und springen Sie in die Höhe und strecken Sie dabei Ihre Arme nach oben.

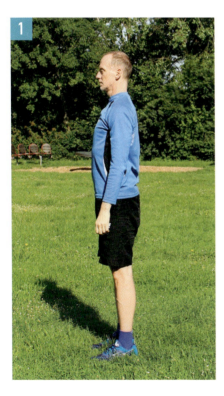
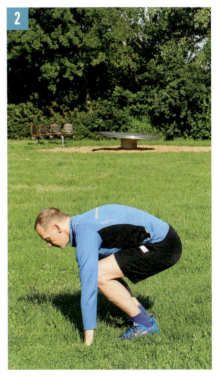

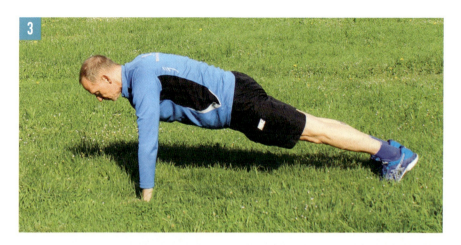

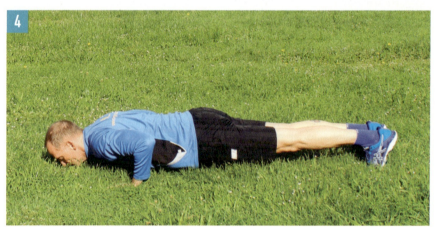

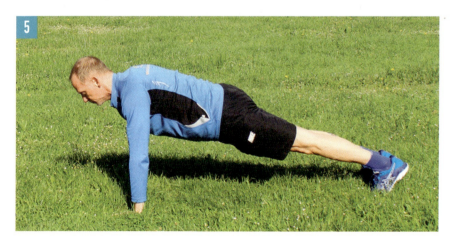

DER PARK 193

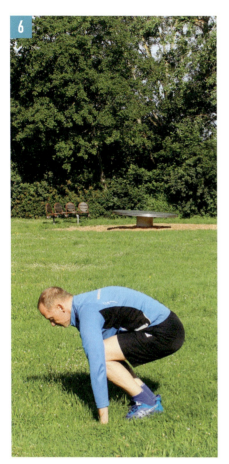

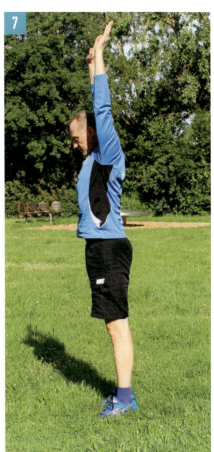

6.2.16 Trainingsplan „Ganzkörperzirkel"

Muskelgruppen: Oberkörper/Arme und Beine/Po und Rumpf

Block 1

6.2.2 KNIEBEUGE – Schwierigkeit: normal, Seite 178	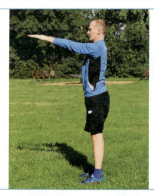	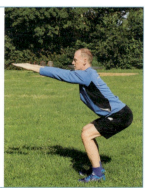
6.2.3 AUSFALLSCHRITTE – Schwierigkeit: normal, Seite 179	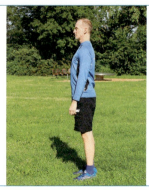	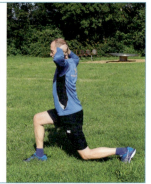
6.2.5 LIEGESTÜTZ – Schwierigkeit: normal, Seite 181	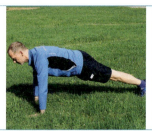	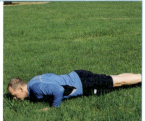

DER PARK 195

| 6.2.7 CRUNCHES – Schwierigkeit: normal, Seite 183 | 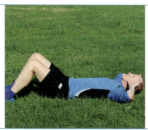 | 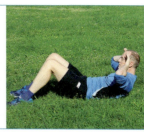 |

| 6.2.9 RUSSIAN TWIST – Schwierigkeit: schwer, Seite 185 | 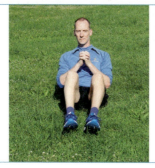 | 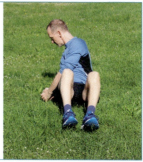 |

| 6.2.10 PLANKE – Schwierigkeit: normal, Seite 186 | | 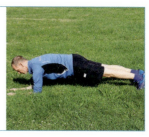 |

Block 2

**6.2.2
KNIEBEUGE –**
Schwierigkeit: normal,
Seite 178

(mit Endsprung)

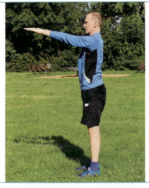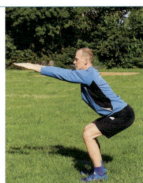

**6.2.3
AUSFALLSCHRITTE –**
Schwierigkeit: normal,
Seite 179

(gesprungen)

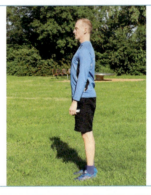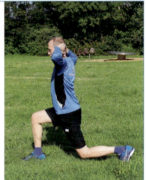

**6.2.6
MILITARY PRESS –**
Schwierigkeit: schwer,
Seite 182

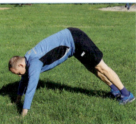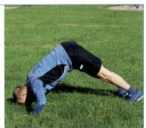

DER PARK 197

6.2.8 CRUNCHES MIT GESTRECKTEN ARMEN – Schwierigkeit: schwer, Seite 184

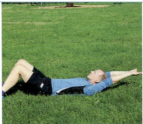
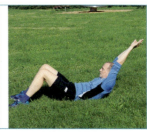

6.2.4 AUSFALLSCHRITT MIT ROTATION – Schwierigkeit: schwer, Seite 180

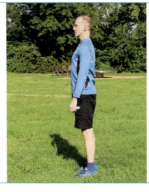
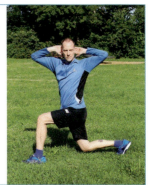

6.2.11 VON DER PLANKE ZUM LIEGESTÜTZ – Schwierigkeit: schwer, Seite 187

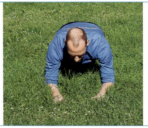
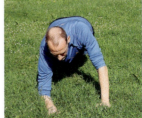

Block 3

6.2.2
KNIEBEUGE –
Schwierigkeit: normal,
Seite 178

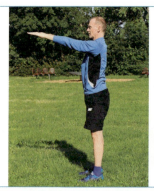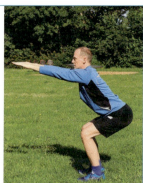

6.2.3
AUSFALLSCHRITTE –
Schwierigkeit: normal,
Seite 179

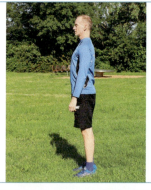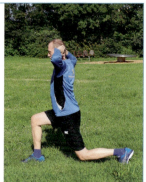

6.2.5
LIEGESTÜTZ –
Schwierigkeit: normal,
Seite 181

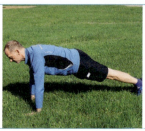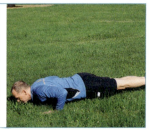

6.2.7
CRUNCHES –
Schwierigkeit: normal,
Seite 183

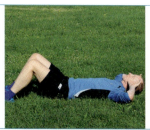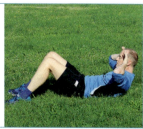

6.2.9
RUSSIAN TWIST –
Schwierigkeit: schwer,
Seite 185

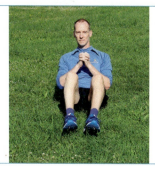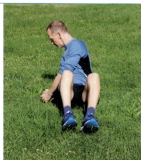

6.2.10
PLANKE –
Schwierigkeit: normal,
Seite 186

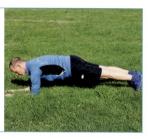

Mit diesem Zirkelprogramm haben Sie nicht nur ein sehr herausforderndes Ganzkörperprogramm absolviert, das zudem auch noch sehr funktionell ist.

Steuerung:

45/15/60

Arbeiten Sie am besten mit einem Timer. Absolvieren Sie alle drei Blöcke. Jede Übung wird für 45 Sekunden ausgeführt. Zwischen den Übungen haben Sie 15 Sekunden Pause. Nach jedem vollständigen Block haben Sie 60 Sekunden Pause.

Das PARKBANK-WORKOUT

6.2.17 Trainingsplan „Fatburner"

Muskelgruppen: Oberkörper/Arme und Beine/Po und Rumpf

6.2.5 LIEGESTÜTZ –
Schwierigkeit: normal,
Seite 181

10 Wiederholungen

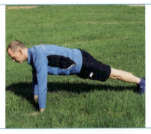
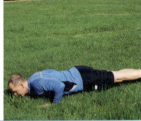

6.2.12 MOUNTAIN CLIMBER –
Schwierigkeit: normal,
Seite 188

30 Wiederholungen

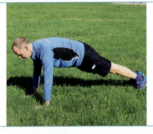
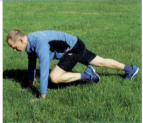

6.2.13 KNIEHEBEN IM STAND –
Schwierigkeit: normal/schwer,
Seite 189

30 Wiederholungen

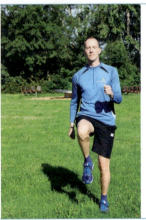
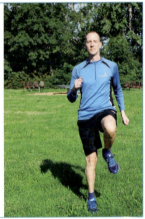

6.2.14
HAMPELMÄNNER –
Schwierigkeit: schwer,
Seite 190

30 Wiederholungen

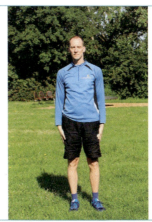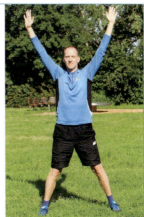

6.2.15
BURPEES –
Schwierigkeit: plus+,
Seite 191

10 Wiederholungen

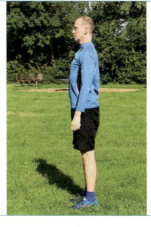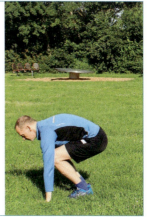

Dieses Programm ist ein sehr mächtiges (und anspruchsvolles) Fatburnerprogramm.

Steuerung:

AMRAP 30 (As Manny Rounds As Possible)

Wie viele Runden schaffen Sie in 30 Minuten (Sie können auch eine andere Zeit wählen!)? Bedenken Sie, Sie können natürlich jederzeit Pause machen, aber die Zeit läuft weiter ...

6.2.18 Die positive Macht der Wiese!

Bei allem Trainingseifer sollten Sie die folgende Übung unbedingt probieren:

Legen Sie sich (rückengerecht) rücklings auf die Wiese. Verschränken Sie nun die Hände hinter dem Kopf und betten Sie diesen sanft auf Ihre Hände. Ihr Körper ist selbst locker und Ihre Atmung ist tief und ruhig. Ihr Blick ist geradeaus nach oben in den (blauen) Himmel gerichtet. Diese Position mindestens 20 Minuten halten!

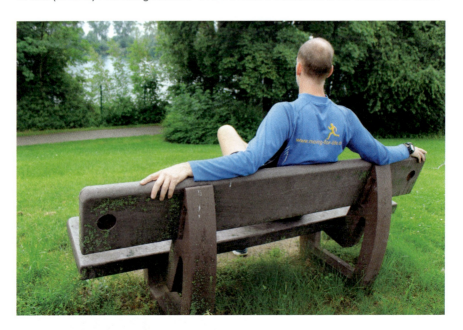

HINWEIS:

Diese Übung ist natürlich scherzhaft gemeint, oder doch nicht? Jetzt mal ganz im Ernst, wann haben Sie das letzte Mal diese Art von Übung gemacht? Wann haben Sie das letzte Mal 20 Minuten tatsächlich nichts getan, außer sich ausgeruht?

Also: Legen Sie sich einfach auf eine schöne Wiese, entkommen Sie dem Alltag und entspannen Sie sich und lassen Sie einfach Ihre Seele baumeln. Gerne können Sie die Zeit dieser Übung auch auf 30-45 Minuten verlängern.

Probieren Sie es aus!

6.3 SCHAUKEL (BEISPIELE FÜR DEN RUMPF)

Es gibt sie in sehr vielen Parks. Die Schaukel, mit der Sie auch ganz viele Übungen genießen können. Achten Sie bitte aber darauf, dass die Schaukeln auch für Erwachsene erlaubt sind und nicht nur für Kinder. Bitte trainieren Sie nicht an der Schaukel, wenn dies verboten ist! Dass Sie für den Genuss Ihrer Übungen keine Kinder vertreiben, ist hoffentlich selbstverständlich!

Gerade diese Beweglichkeit einer Schaukel hat ihren ganz besonderen Effekt und Reiz. Daher zeige ich Ihnen Übungen für den perfekten Rumpf/Bauch.

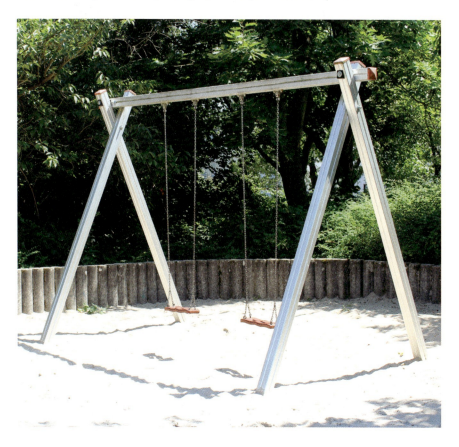

6.3.1 Pikes an der Schaukel – Rumpf – Schwierigkeit: schwer

Gehen Sie vor der Schaukel in die obere Liegestützposition und stellen Sie Ihre Füße auf die Schaukel. Halten Sie Ihren Rücken gerade und spannen Sie Ihren Bauch an. Dies ist Ihre Ausgangsposition.

Ziehen Sie nun Ihre beiden Knie so nah an die Brust, wie Sie nur können und gehen dabei mit Ihrem Po in die Luft. Halten Sie kurz diese Position und gehen Sie langsam in Ihre Ausgangsposition zurück.

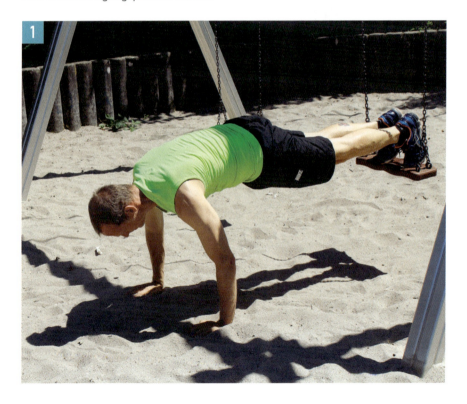

DER PARK

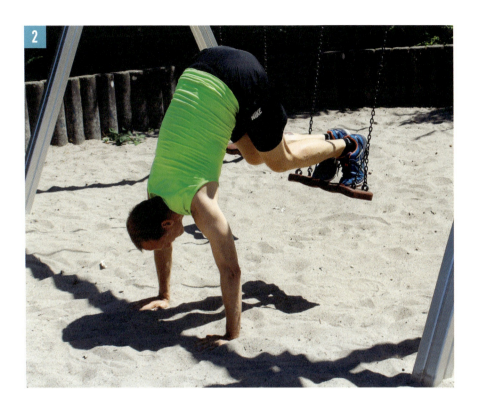

6.3.2 Superman an der Schaukel, kniend – Rumpf – Schwierigkeit: schwer

Knien Sie vor einer Schaukel. Ihr Oberkörper ist gerade. Greifen Sie nun mit beiden Händen jeweils die Schaukel. Spannen Sie fest den Bauch an. Kippen Sie nun kontrolliert nach vorne und schieben Sie dabei die Schaukel weg, so weit Sie können. Ihre Arme bleiben gestreckt. Halten Sie diesen Punkt kurz und gehen Sie dann langsam in die Ausgangsposition zurück.

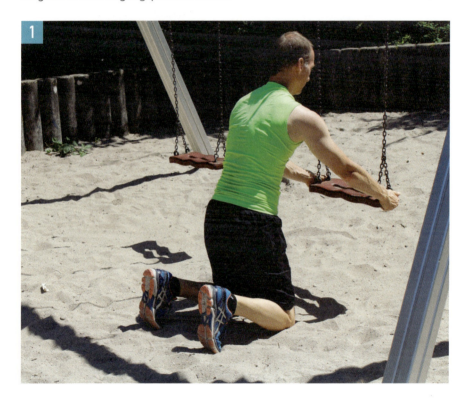

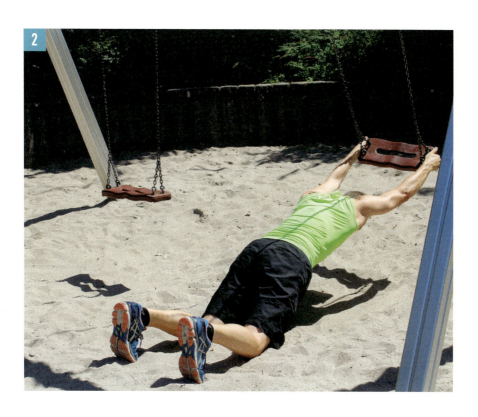

6.3.3 Superman an der Schaukel, stehend – Rumpf – Schwierigkeit: schwer

Stellen Sie sich vor eine Schaukel. Ihr Oberkörper ist gerade. Greifen Sie nun mit beiden Händen jeweils die Schaukel. Spannen Sie fest den Bauch an. Kippen Sie nun kontrolliert nach vorne und schieben Sie dabei die Schaukel weg, so weit Sie können. Ihre Arme bleiben gestreckt. Halten Sie diesen Punkt kurz und gehen Sie dann langsam in die Ausgangsposition zurück.

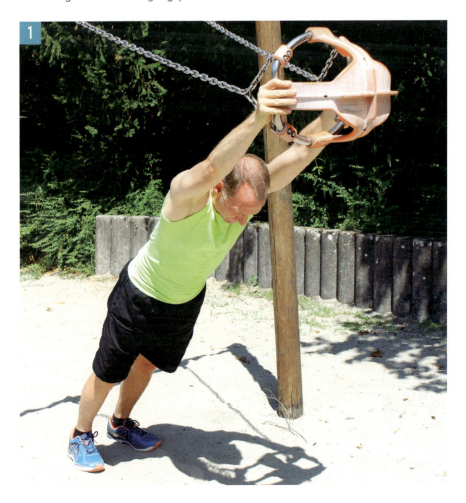

6.3.4 Liegestützrotation – Rumpf – Schwierigkeit: plus+

Gehen Sie an der Schaukel in die obere Liegestützposition. Ihre Hände greifen die Schaukel. Die Beine stehen hüftbreit auseinander. Der Rücken ist gerade. Spannen Sie nun den Bauch an. Lassen Sie die rechte Hand los und rotieren Sie den Oberkörper nach rechts. Ihr Arm zeigt in den Himmel, Ihr Kopf blickt hinterher. Halten Sie diese Position kurz. Rotieren Sie wieder in die gerade Position zurück. Aber zuerst dreht Ihre Hüfte in die gerade Position, dann folgt der Arm und hält sich wieder an der Ausgangsposition fest. Wechseln Sie nun auf die andere Seite.

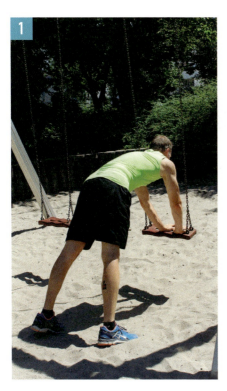
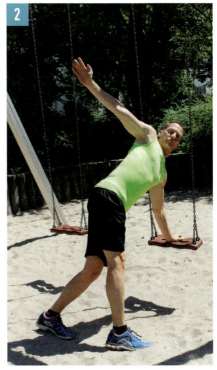

6.3.5 Trainingsplan „Rumpf an der Schaukel – EMOM – 10 Minuten mit zwei Übungen

Muskelgruppe: Rumpf

6.3.1 Pikes an der Schaukel, Seite 204 *10 Wiederholungen*	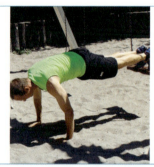 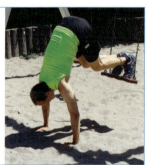
6.3.2 Superman an der Schaukel, kniend, Seite 206 *10 Wiederholungen*	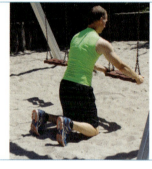 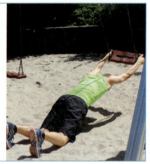

EMOM bedeutet: Every Minute On The Minute. Beginnen Sie zur vollen Minute: Absolvieren Sie die vorgegebenen Übungen mit Ihrer vorgegebenen Wiederholungszahl. Der verbleibende Rest der vollen Minute ist die Pause.

Steuerung:

Sie benötigen eine Uhr mit Sekundenzeiger.

Wenn Sie mit den Übungen starten wollen, warten Sie, bis der Sekundenzeiger die volle Minute anzeigt. Starten Sie nun! Absolvieren Sie 10 Wiederholungen von den „Pikes" und direkt danach 10 Wiederholungen „Superman". Wenn Sie damit fertig sind, ist Ihre restliche Zeit, bis der Sekundenzeiger wieder auf der vollen Minute ist, Ihre Pause. Starten Sie also bei der vollen Minute mit der nächsten Runde.

Schaffen Sie die 10 Minuten?

HINWEIS 1:

Sie können natürlich auch zwischen den Wiederholungen Pause machen, falls nötig. Aber die Gesamtzeit läuft weiter . . .

HINWEIS 2:

Die Beispielübungen lassen sich natürlich durch jede andere Übung aus diesem Buch austauschen! (Die Muskelgruppen variieren natürlich dann entsprechend!) Oder passen Sie die Wiederholungszahlen und Gesamtzeit des EMOM an Ihr Niveau an!

6.4 DAS RECK (BEISPIELE FÜR DEN OBERKÖRPER/DIE ARME)

In vielen Parks findet man oft sogenannte *Turnrecks*. Oftmals sogar an verschiedenen Stellen. Diese eignen sich nicht nur hervorragend für ein wertvolles Oberkörper-/Armtraining, sondern sind auch ideal, um den Klimmzug zu trainieren oder auf dessen Umsetzung hinzutrainieren.

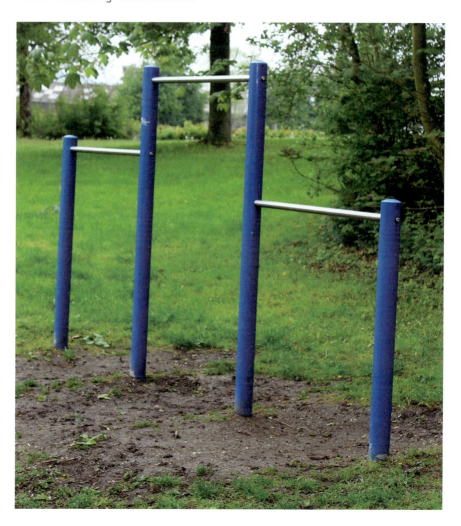

6.4.1 Rudern am Reck – Oberkörper/Arme – Schwierigkeit: normal – mittel – schwer

Hängen Sie Sich unter eine Reckstange. Ihr Körper ist in der gewünschten Schräglage, Ihr Bauch ist angespannt, der Kopf in Verlängerung der Wirbelsäule. Beugen Sie nun Ihre Arme und ziehen Sie Ihren Brustkorb nahe an die Stange. Halten Sie diese Position einen kurzen Moment und lassen Sie sich dann langsam und kontrolliert in die Ausgangsposition zurück.

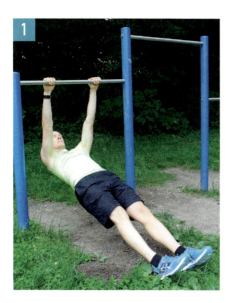
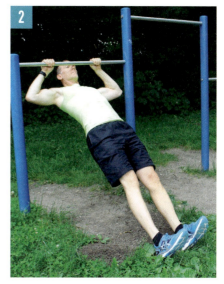

HINWEIS 1:

Je schräger/tiefer der Körper in der Ausführung gehalten wird, desto größer ist der Widerstand! Daher können Sie je nach Schräglage die Übung beeinflussen, ob diese für Sie normal, mittel oder schwer ist!

6.4.2 Liegestütz am Reck – Oberkörper/Arme – Schwierigkeit: normal

Gehen Sie gegen eine Reckstange in die obere Liegestützposition. Ihre Arme sind schulterbreit auseinander, der Kopf ist in Verlängerung der Wirbelsäule und Ihr Bauch ist angespannt. Lassen Sie sich durch Beugen der Arme langsam ab, sodass Ihr Brustkorb nahe der Stange ist. Halten Sie nun diese Position für einen kurzen Moment und drücken Sie sich langsam in die Ausgangsposition zurück.

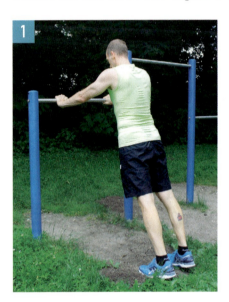 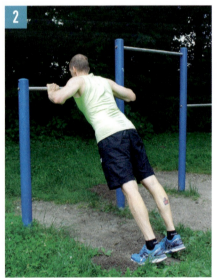

HINWEIS 1:

Je schräger/tiefer der Körper in der Ausführung gehalten wird, desto größer ist der Widerstand! Daher können Sie je nach Schräglage die Übung beeinflussen, ob diese für Sie normal, mittel oder schwer ist!

6.4.3 Trizeps Curls am Reck – Oberkörper/Arme – Schwierigkeit: normal – mittel – schwer

Stellen Sie sich an die höhere Reckstange, die Handflächen zeigen zur Stange. Ihr Kopf ist in Verlängerung der Wirbelsäule und Ihr Bauch ist angespannt. Beugen Sie nun Ihre Ellbogen nach unten und kippen Sie nun dadurch nach vorne. Halten Sie nun dabei die Spannung. Strecken Sie nun langsam die Arme, um in die Ausgangsposition zurückzukehren.

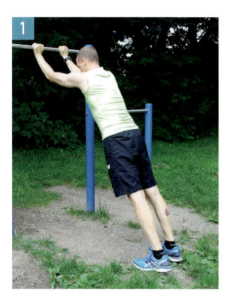
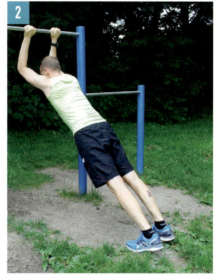

HINWEIS 1:

Je schräger/tiefer der Körper in der Ausführung gehalten wird, desto größer ist der Widerstand! Daher können Sie je nach Schräglage die Übung beeinflussen, ob diese für Sie normal, mittel oder schwer ist!

6.4.4 Bizeps Curls am Reck – Oberkörper/Arme – Schwierigkeit: normal – mittel – schwer

Stellen Sie sich an die höhere Reckstange, die Handflächen zeigen zu Ihnen. Ihr Kopf ist in Verlängerung der Wirbelsäule und Ihr Bauch ist angespannt. Beugen Sie nun Ihre Arme über den Ellbogen zu Ihnen und richten Sie dadurch Ihren Körper auf. Halten Sie nun dabei die Spannung. Strecken Sie nun langsam die Arme, um in die Ausgangsposition zurückzukehren.

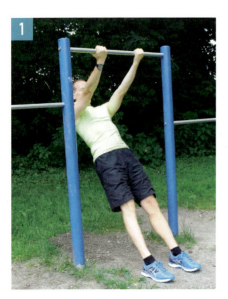
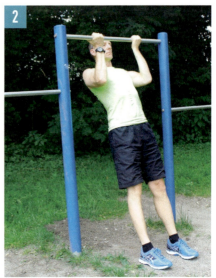

HINWEIS 1:

Je schräger/tiefer der Körper in der Ausführung gehalten wird, desto größer ist der Widerstand! Daher können Sie je nach Schräglage die Übung beeinflussen, ob diese für Sie normal, mittel oder schwer ist!

6.4.5 Klimmzug Bizeps – Oberkörper/Arme/Rumpf – Schwierigkeit: schwer

Hängen Sie sich unter die hohe Reckstange. Ihre Handflächen zeigen nach hinten. Spannen Sie nun Ihren Bauch an und strecken Sie Ihre Beine nach vorne hin aus. Beugen Sie nun Ihre Arme und ziehen sich über Ihren Bizeps so weit hoch zur Stange, dass Ihr Kinn über der Stange ist.

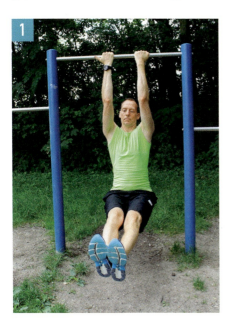
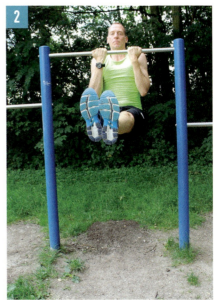

HINWEIS 1:

Auf den Fotos dieser Übung ist eine Kombinationsübung mit einer Rumpfübung zu sehen. Wenn Sie „nur" einen Klimmzug über den Bizeps absolvieren möchten, können Sie die Körperhaltung auch so wählen wie beim „normalen" Klimmzug. Siehe Übung Klimmzug.

6.4.6 Klimmzug – Oberkörper/Arme – Schwierigkeit: plus+

Bitte hängen Sie sich an die obere Reckstange und ziehen Sie die Beine ein, dass Sie frei hängen und nicht den Boden berühren. Ihre Arme sind gestreckt und die Hände sind in etwa in Schulterbreite auseinander, die Handflächen zeigen zur Stange. Spannen Sie nun Ihren Bauch an und ziehen Sie sich durch Beugen der Arme nach oben, bis Ihr Kinn über der Stange ist. Halten Sie diese Position für einen kurzen Moment und lassen Sie sich dann langsam wieder zur Ausgangsposition herab. In der gesamten Bewegung nicht pendeln.

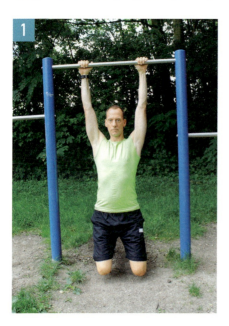
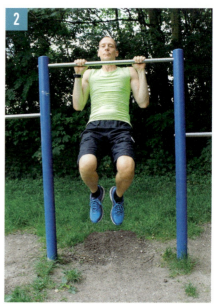

HINWEIS 1:

Sie wollen am liebsten diese Buchseite/Übung überblättern, da Sie keinen Klimmzug können? Würden Sie diesen gerne können? Dann empfehle ich Ihnen, Kap. 6.4.9 zu lesen. Es enthält ein Acht-Wochen-Programm, mit dem Sie am Reck zu Ihrem ersten Klimmzug hintrainieren. Viel Spaß!

DER PARK

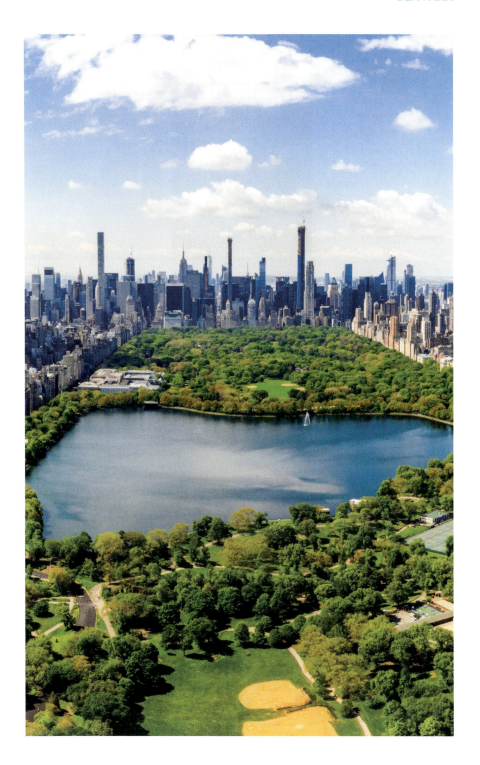

6.4.7 Trainingsplan „Push/Pull" Super-(Super-)Satz

Muskelgruppen: Oberkörper/Arme

**6.4.2
LIEGESTÜTZ AM RECK –
OBERKÖRPER/ARME –
Schwierigkeit: normal,
Seite 214**

10 Wiederholungen

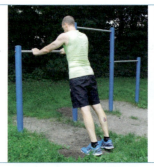 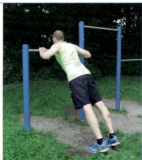

**6.4.1
RUDERN AM RECK –
OBERKÖRPER/ARME –
Schwierigkeit: normal –
mittel – schwer,
Seite 213**

10 Wiederholungen

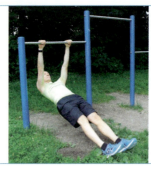 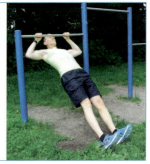

Steuerung:

Absolvieren Sie zuerst von den Liegestützen drei Sätze à 10 Wiederholungen. Zwischen den Sätzen ist 90 Sekunden Pause.

Zwischen den Übungen ist 120 Sekunden Pause.

Danach absolvieren Sie das Rudern mit drei Sätzen à 10 Wiederholungen. Zwischen den Sätzen ist 90 Sekunden Pause.

Jetzt kommt es zum Super-(Super-)Satz:

Absolvieren Sie nun nahezu nonstop die Übungen wie folgt:

» 10 Wiederholungen Liegestütz, dann direkt danach

» 10 Wiederholungen Rudern, dann direkt danach

» 10 Wiederholungen Liegestütz, dann direkt danach

» 10 Wiederholungen Rudern, dann direkt danach

» 10 Wiederholungen Liegestütz, dann direkt danach

» 10 Wiederholungen Rudern.

HINWEIS 1:

Hier wechseln sich die muskulären Gegenspieler ab. Wenn Sie Liegestütze machen, arbeitet die Brust und erholt sich der Rücken. Wenn Sie rudern, arbeitet der Rücken und die Brust erholt sich usw.

Sie können natürlich auch die Wiederholungszahlen Ihrem Fitnesslevel anpassen.

6.4.8 Trainingsplan „Bizeps/Trizeps" Super-(Super-)Satz

Muskelgruppen: Oberkörper/Arme

6.4.4 BIZEPS CURLS AM RECK – OBERKÖRPER/ARME – Schwierigkeit: normal – mittel – schwer, Seite 216 *10 Wiederholungen*	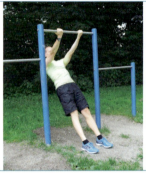	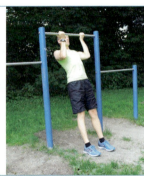
6.4.3 TRIZEPS CURLS AM RECK – OBERKÖRPER/ARME – Schwierigkeit: normal – mittel – schwer, Seite 215 *10 Wiederholungen*	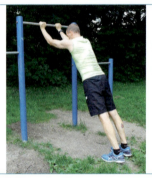	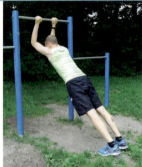

Steuerung:

Absolvieren Sie zuerst von den Bizeps Curls drei Sätze à 10 Wiederholungen. Zwischen den Sätzen ist 90 Sekunden Pause.

Zwischen den Übungen ist 120 Sekunden Pause.

Danach absolvieren Sie Trizeps Curls mit drei Sätzen à 10 Wiederholungen. Zwischen den Sätzen ist 90 Sekunden Pause.

Jetzt kommt es zum Super-(Super-)Satz:

Absolvieren Sie nun nahezu nonstop die Übungen wie folgt:

» 10 Wiederholungen Bizeps Curls, dann direkt danach

» 10 Wiederholungen Trizeps Curls, dann direkt danach

» 10 Wiederholungen Bizeps Curls, dann direkt danach

» 10 Wiederholungen Trizeps Curls, dann direkt danach

» 10 Wiederholungen Bizeps Curls, dann direkt danach

» 10 Wiederholungen Trizeps Curls.

HINWEIS 1:

Hier wechseln sich die muskulären Gegenspieler der Muskelgruppe „Oberkörper/ Arme" ab. Wenn Sie Bizeps Curls machen, arbeitet der Bizeps und erholt sich der Trizeps. Wenn Sie Trizeps Curls machen, arbeitet der Trizeps und der Bizeps erholt sich usw.

Sie können natürlich auch die Wiederholungszahlen Ihrem Fitnesslevel anpassen.

Das PARKBANK-WORKOUT

6.4.9 Trainingsplan „Projekt: Einen Klimmzug meistern"

Muskelgruppen: Oberkörper/Arme

Phase 1

6.4.1
RUDERN AM RECK –
OBERKÖRPER/ARME –
Schwierigkeit: normal –
mittel – schwer,
Seite 213

2-3 Sätze

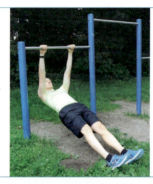
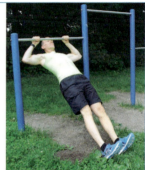

6.4.4
BIZEPS CURLS
AM RECK –
OBERKÖRPER/ARME –
Schwierigkeit: normal –
mittel – schwer,
Seite 216

2-3 Sätze

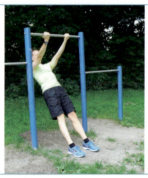
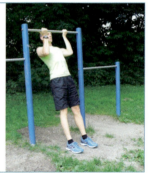

Dies ist die obere
Position von

6.4.6
KLIMMZUG –
OBERKÖRPER/ARME –
Schwierigkeit: plus+,
Seite 218

2-3 Sätze

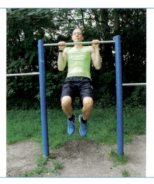

In diese Position
springen, halten
und sich langsam
herablassen.

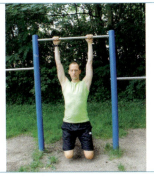

Dies ist die untere Position von

6.4.6
KLIMMZUG –
OBERKÖRPER/ARME –
Schwierigkeit: plus+,
Seite 218

Ein Satz

Sich in dieser Position hängen lassen, solange Sie können.

Steuerung Phase 1:

Dauer: vier Wochen/zweimal die Woche/1-3 Sätze.

Ermitteln Sie in Woche 1, wie viele Wiederholungen Sie von „Rudern am Reck", „Bizeps Curls am Reck" und in die gesprungene obere Position des Klimmzugs schaffen. Danach ermitteln Sie, wie lange Sie an der Stange hängen können. Notieren Sie sich diese Werte.

Versuchen Sie nun, in den nachfolgenden drei Wochen der Phase 1, diese Wiederholungswerte von Woche zu Woche um je eine Wiederholung zu erhöhen. Das Gleiche gilt für die Dauer des Hängens an der Klimmzugstange.

Phase 2

6.4.1
RUDERN AM RECK –
OBERKÖRPER/ARME –
Schwierigkeit: normal –
mittel – schwer,
Seite 213

Drei Sätze

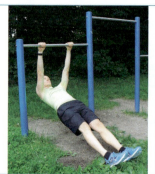 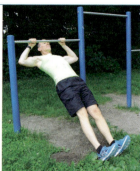

6.4.5
KLIMMZUG BIZEPS –
OBERKÖRPER/
ARME/RUMPF –
Schwierigkeit: schwer,
Seite 217

Zwei Sätze

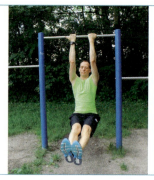 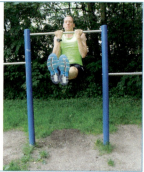

Dies ist die obere
Position von

6.4.6
KLIMMZUG –
OBERKÖRPER/ARME –
Schwierigkeit: plus+,
Seite 218

2-3 Sätze

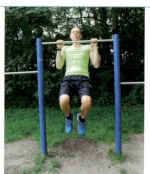

In diese Position
springen, halten
und sich langsam
herablassen.

Dies ist die untere Position von

6.4.6
KLIMMZUG –
OBERKÖRPER/ARME –
Schwierigkeit: plus+,
Seite 218

Ein Satz

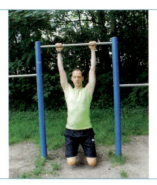

Sich in dieser Position hängen lassen, solange Sie können.

Steuerung Phase 2:

In Phase 2 versuchen Sie, Ihre Wiederholungsanzahl weiter zu steigern. In den Übungen gibt es eine Veränderung. Die Bizeps Curls fallen weg und neu hinzu kommt die schwere „Übung Klimmzug Bizeps". Sollten Sie bei dieser Übung nur sehr wenige Wiederholungen erreichen, so ist das in Ordnung! Bleiben Sie dran und werfen Sie mal einen Blick auf den unten nachfolgenden Hinweis (nach Phase 3)!

Phase 3

6.4.6
KLIMMZUG –
OBERKÖRPER/ARME –
Schwierigkeit: plus+,
Seite 218

2-3 Sätze

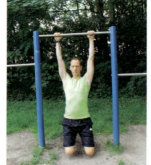
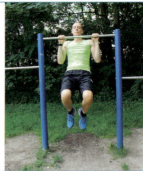

Steuerung Phase 3:

Es ist so weit! Versuchen Sie einen Klimmzug! Nur Mut!

Sollte es noch nicht gelingen, dann gibt es folgende Optionen:

» Absolvieren Sie noch einmal für 14 Tage Phase 2. Diese Option wäre für mich der Favorit.

Vor allem diese Übung ist für Ihren Erfolg von entscheidender Bedeutung!

Dies ist die obere Position von

6.4.6
KLIMMZUG –
OBERKÖRPER/ARME –
Schwierigkeit: plus+,
Seite 218

Drei Sätze

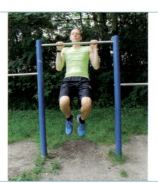

In diese Position springen, halten und sich langsam herablassen.

Sie können diese Übung auch immer wieder als „Stand-Alone-Übung", als Einzelübung bei Ihrem Besuch in den Park, einbinden.

Weitere Optionen:

» Lassen Sie sich beim Klimmzug durch eine zweite Person helfen. Diese könnte Sie an Ihren Beinen mit anheben.

» Es gibt Klimmzughilfen aus Gummiband. Auch das wirkt unterstützend. Beachten Sie aber beim Kauf die Länge …

HINWEIS 1:

Natürlich können Sie die Steuerung, wie viele Wochen Sie die Phasen machen, für sich anpassen. Ich empfehle aber, die empfohlenen vier Wochen nicht zu unterschreiten, also eher zu verlängern.

6.5 TREPPEN (BEISPIELE FÜR DIE BEINE/DEN PO)

Im vielen Parks werden manche Wege zu Treppen. Das ist wunderbar! Stellen Sie sich den Treppen und verwenden Sie diese als eigene Fitnesszone! Quasi die Stufen zur eigenen Fitness.

In diesem Kapitel werden Sie einige Trainingsvarianten an der Treppe begegnen. Sie können die Treppe natürlich auch hochjoggen oder beschwingt hochwalken.

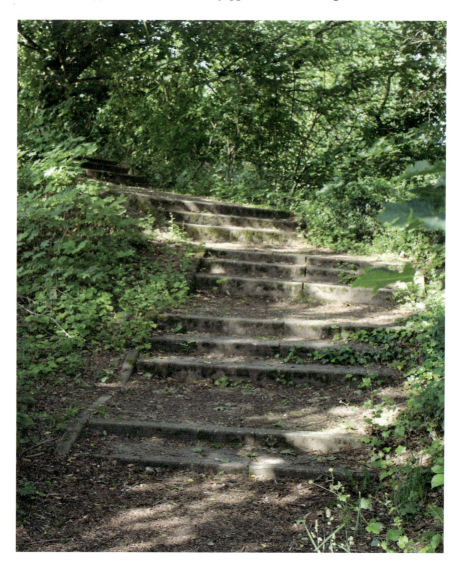

6.5.1 Skippings die Treppe hoch – Beine/Po – Schwierigkeit: mittel

Skippings ist eine sehr dynamische Lauftechnik. Hierbei werden die Treppenstufen nur mit dem Ballen genommen, die Ferse bleibt in der Luft. Ihr Rumpf ist stabil. Achten Sie darauf, dass Ihr Rumpf nicht absackt. Diese Bewegung wird sehr schnell ausgeführt.

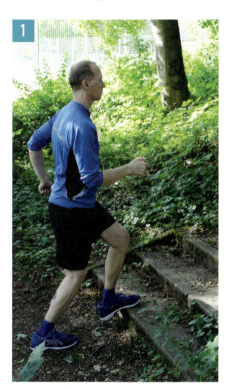 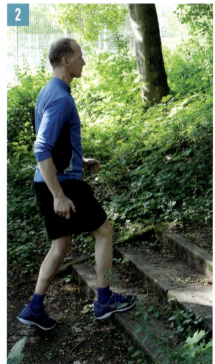

HINWEIS 1:

Immer, wenn Ihnen Treppenstufen auf Ihrem Weg begegnen, bauen Sie Skippings ein.

HINWEIS 2:

Sie können die Skippings die Treppe hoch ausführen oder an einer einzigen Stufe.

6.5.2 Frog Jumps die Treppe hoch – Beine/Po – Schwierigkeit: schwer

Stellen Sie sich direkt vor eine Stadionstufe und absolvieren Sie eine Kniebeuge. Schnellen Sie nun aus der tiefsten Position explosionsartig hoch und springen Sie dabei auf die nächste Stufe. Landen Sie sanft und federnd in der unteren Kniebeugeposition.

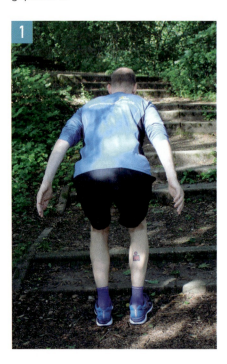
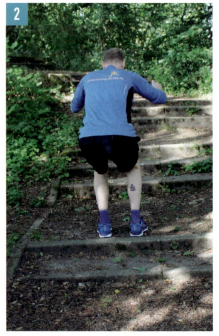

HINWEIS 1:

Bitte springen Sie die Treppen nicht rückwärts hinunter, sondern gehen Sie diese hinunter!

HINWEIS 2:

Sie können die Frog Jumps die Treppe hoch ausführen oder an einer einzigen Stufe.

Vergleichen Sie dazu auch Kap. 4.3.7 und ersetzen Sie die Bank durch eine Treppenstufe.

6.5.3 Ausfallschritte die Treppe hoch – Beine/Po – Schwierigkeit: schwer

Begeben Sie sich in einen Ausfallschritt. Gehen Sie so die Treppe hoch.

Vergleichen Sie dazu Kap. 6.2.3 (Seite 179).

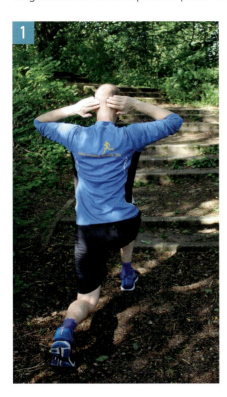
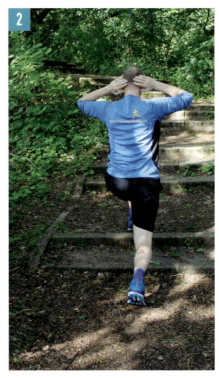

HINWEIS 1:

Sie können die Ausfallschritte die Treppe hoch ausführen oder an einer einzigen Stufe.

HINWEIS 2:

Oder auch in die andere Richtung. Vergleichen Sie hierzu auch Kap. 4.3.8 und ersetzen Sie die Bank durch eine Treppenstufe.

6.6 DER PARK – GESAMTTRAININGSPLAN

Wie schon zu Beginn dieses Kapitels erwähnt, besteht der Park aus verschiedenen Fitnesszonen und ist eine sehr große Fitnesszone. Dadurch ergeben sich natürlich vielerlei Möglichkeiten, im Park zu trainieren.

Zum einen bietet es sich an, in den Park zu gehen, um sich punktuell mit einer bestimmten Fitnesszone zu befassen.

Beispiel: Sie gehen auf Ihre Lieblingswiese im Park und genießen das im Buch beschriebene Zirkeltraining. Oder Sie gehen zur Reckstange und arbeiten auf Ihren ersten Klimmzug hin.

Macht natürlich Spaß und Sinn.

Man könnte sich natürlich auch zu seiner Lieblingsbank gesellen und einen der vielen Trainingsplänen, entsprechend Ihrer Muskelgruppe, aus diesem Buch begeistert durchführen. Man könnte aber auch schon einen Schritt weitergehen und den Parkbank-Lieblingstrainingsplan auf verschiedene Bänke aufsplitten. Das heißt: Übung 1 absolvieren an einer Bank, um dann zur nächsten Bank zu walken oder zu joggen, um dort Übung 2 zu genießen usw. (vgl. hierzu Kap. 6.1.2, Seite 174).

Oder, man könnte noch einen Schritt weitergehen und gar verschiedene Trainingszonen des Parks inhaltlich und sportiv verbinden. Verbinden Sie diese durch die Parkwege und walken oder joggen Sie zu Ihrer nächsten Fitnesszone. Die Wege werden zu Treppen? Dann bauen Sie diese, wie in diesem Buch geschrieben, ein.

Da jeder Park ein wenig anders ist, sowie auch die Fitnessgründe/Ziele/Vorlieben des Lesers, ist es natürlich äußerst schwierig, hier einen Trainingsplan zu entwerfen. Deswegen werde ich es einmal mit einem fiktiven Beispiel-Trainingsplan probieren.

Vorbereitung

Schauen Sie sich Ihren Park genau an. Viele Parks bestehen aus verschiedenen Rundwegen. Gibt es dort einen Rundweg, der Ihre in diesem Buch vorgestellten Fitnesszonen verbindet?

Wenn ein solcher Rundweg für Sie zu kurz ist, dann können Sie ja mehrere Runden davon absolvieren, oder Sie hängen verschiedene Runden aneinander. Ist er Ihnen zu groß, dann könnte es ein Ziel sein, diesen irgendwann einmal zu schaffen.

Eine Runde könnte wie folgt aussehen:

» An den Bänken trainieren wir den Oberkörper und die Arme (Vorderseite).

» Am Reck trainieren wir den Oberkörper und die Arme (Rückseite).

» Auf der Wiese trainieren wir den Rumpf.

» Auf den Wegen und auf der Treppe trainieren wir die Beine und den Po.

» An der Schaukel trainieren wir den Rumpf.

Das PARKBANK-WORKOUT

6.6.1 Beispiel-Trainingsplan „Die riesige Fitnesszone Park"

Muskelgruppen: Oberkörper/Arme und Beine/Po und Rumpf

4.1.1 LIEGESTÜTZ MIT DEN HÄNDEN AUF DER BANK, Seite 34

10 Wiederholungen

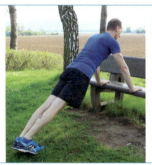
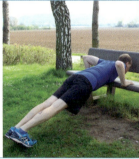

Walken oder laufen Sie zur nächsten Bank oder Fitnesszone.

4.1.4 DIPS, Seite 38

10 Wiederholungen

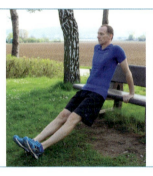
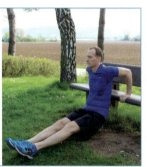

Walken oder laufen Sie zur nächsten Bank oder Fitnesszone.

6.4.1 RUDERN AM RECK – OBERKÖRPER/ARME – Schwierigkeit: normal – mittel – schwer, Seite 213

10 Wiederholungen

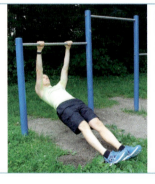
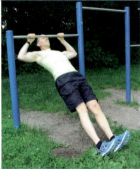

**6.4.4
BIZEPS CURLS
AM RECK –
OBERKÖRPER/ARME –
Schwierigkeit: normal –
mittel – schwer,
Seite 216**

10 Wiederholungen

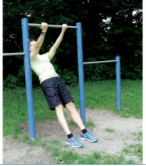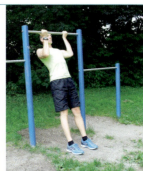

Walken oder laufen Sie zur nächsten Bank oder Fitnesszone.

**4.1.6
HÄNDELAUF
AUF DER BANK,
Seite 40**

10 Wiederholungen

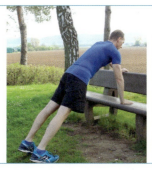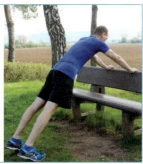

Walken oder laufen Sie zur nächsten Bank oder Fitnesszone.

**6.2.8
CRUNCHES MIT
GESTRECKTEN ARMEN –
Schwierigkeit: schwer,
Seite 184**

10 Wiederholungen

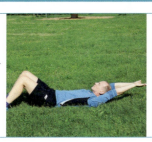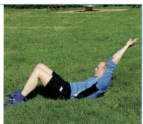

Das PARKBANK-WORKOUT

**6.2.10
PLANKE –
Schwierigkeit: normal,
Seite 186**

Solange Sie können, halten.

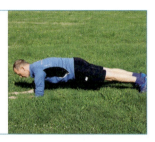

**6.2.7
CRUNCHES –
Schwierigkeit: normal,
Seite 183**

10 Wiederholungen

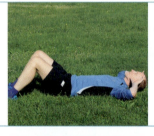 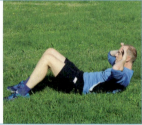

Walken oder laufen Sie zur nächsten Bank oder Fitnesszone.

**6.5.2
FROG JUMPS
DIE TREPPE HOCH –
BEINE/PO
– Schwierigkeit: schwer,
Seite 232**

Nach Möglichkeit die komplette Treppenlänge

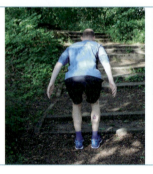 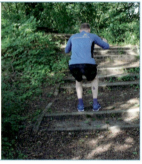

DER PARK

Walken oder laufen Sie zur nächsten Bank oder Fitnesszone.

4.1.7
HÄNDELAUF SEITLICH
AUF DER BANK,
Seite 41

10 Wiederholungen

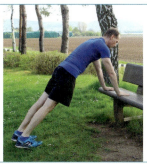
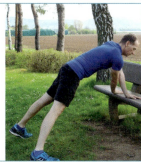

Walken oder laufen Sie zur nächsten Bank oder Fitnesszone.

6.5.3
AUSFALLSCHRITTE
DIE TREPPE HOCH,
Seite 233

Nach Möglichkeit die komplette Treppenlänge

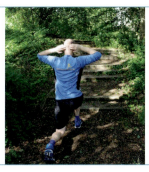
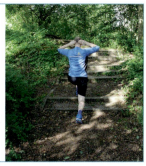

Walken oder laufen Sie zur nächsten Bank oder Fitnesszone.

4.1.12
DREI-PUNKT-
LIEGESTÜTZ,
Seite 47

10 Wiederholungen

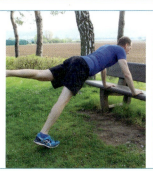
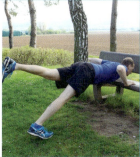

Walken oder laufen Sie zur nächsten Bank oder Fitnesszone.

4.1.5
DREI-PUNKT-DIPS,
Seite 39

10 Wiederholungen

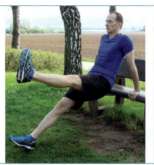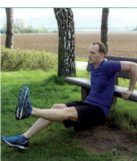

HINWEIS 1:

Ich habe hier bewusst auf die Satzangabe verzichtet.. Passen Sie diese bitte an Ihren Trainingszustand an. In diesem Zusammenhang können Sie auch selbstverständlich die Wiederholungszahlen der Übungen verändern.

HINWEIS 2:

Wie schon erwähnt, ist es eigentlich unmöglich, da ich Ihren Park und Ihre sportlichen Vorlieben nicht kenne, Ihnen hier einen persönlich zutreffenden Trainingsplan zu kreieren. Dennoch wollte ich ein Beispiel eines solchen Plans präsentieren. Nehmen Sie diesen ruhig zu Ihrer Orientierung und Inspiration und passen Sie diesen an Ihren Park(s) und Ihre sportlichen Vorliebe/Möglichkeiten/Ziele an. Viel Spaß!

ANHANG

1 LITERATUR

Lauren, M. (2011). *Fit ohne Geräte*. München: Riva.

Meier, H. (2018). *DAS TRIMM-DICH-BUCH*. Aachen: Meyer und Meyer.

2 ÜBER DEN AUTOR

Holger Meier ist ausgebildeter Fitness Trainer Master und Ernährungsberater. Er hat bereits an über 50 Marathons sowie an diversen Ultraläufen teilgenommen. Als Trainer betreut er in den Bereichen Athletik, Functional Training und Ernährungssteuerung neben Welt- und Europameistern aus den verschiedensten Sportarten auch Manager und Firmen. Darüber hinaus gibt er Fachseminare zu diversen Themen rund um Sport und Ernährung.

Zudem ist er Autor des Buchs *DAS TRIMM-DICH-BUCH*.

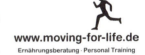

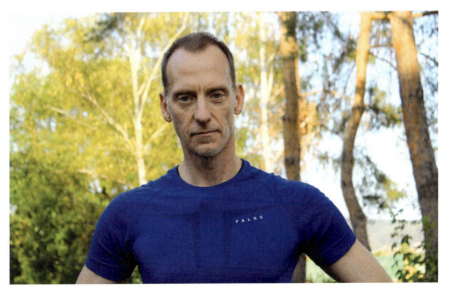

3 BILDNACHWEIS

Umschlaggestaltung:	Katerina Georgieva
Umschlagfotos:	© AdobeStock, Holger Meier
Schmuckfotos:	S. 12, 16, 28, 34, 122, 125, 170, 176, 177, 219: Adobe Stock
Layout:	Anja Elsen
Fotos Innenteil:	Holger Meier
Lektorat:	Dr. Irmgard Jaeger
Satz:	www.satzstudio-hilger.de

Abonnieren Sie unseren kostenlosen Newsletter unter **www.dersportverlag.de**

OUTDOOR-TRAINING

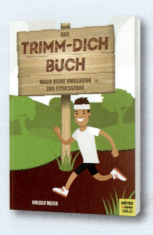

208 Seiten, in Farbe
361 Fotos, 7 Abbildungen,
12 Tabellen,
Paperback, 16,5 x 24,0 cm
ISBN 978-3-8403-7609-2
€ [D] 19,95

Das Trimm-dich-Buch ist ein moderner Crossover aus der guten alten Trimm-dich-Bewegung und dem modernen funktionalen Training. Das Buch steht für eine spaßige Mischung aus funktionalem Basistraining, kombiniert mit einer großen Vielzahl an Trainingsplänen, die es jedem interessierten Fitnessenthusiasten ermöglicht, ein effektives Outdoortraining durchzuführen. Holger Meiers Übungsbeschreibungen fußen auf der Trainingslehre, kommen aber alles andere als trocken daher. Daraus entsteht eine Symbiose, welche wirklich jeder Mensch, der sich bewegen möchte, nutzen kann, egal ob auf dem Trimm-dich-Pfad, im Park oder im Wald.

MEYER & MEYER Verlag
Von-Coels-Str. 390
52080 Aachen

Telefon 02 41 - 9 58 10 - 25
Fax 02 41 - 9 58 10 - 10
E-Mail vertrieb@m-m-sports.com
Website www.dersportverlag.de

MEYER & MEYER VERLAG

Abonnieren Sie unseren kostenlosen Newsletter unter **www.dersportverlag.de**

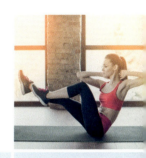

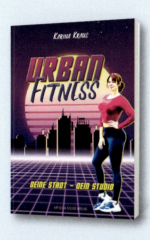

264 Seiten, in Farbe
218 Fotos, 6 Abbildungen,
Paperback, 16,5 x 24,0 cm
ISBN 978-3-8403-7632-0
€ [D] 20,00

Mach die Stadt zu deinem Studio! Fitnessstudios und Bodyweight-Training zu Hause waren gestern: das neue Trendthema der Fitnesswelt heißt Street Workout. Urban Fitness verbindet ein effektives Fitnesstraining mit dem Drang, nach Draußen, in die Stadt zu gehen. Verlege dein Workout in die City und nutze alles, was Dir dort zur Verfügung steht: Bänke, Treppen und andere Tools. Deiner Kreativität sind keine Grenzen gesetzt. Neben modernen, hoch-effektiven und individuell angepassten Trainingsplänen gibt dir Fitnessbloggerin Karina fertige Ernährungspläne, beispielhafte Einkaufslisten und Wochenpläne an die Hand. Worauf wartest du noch? Geh raus! Leg los!

MEYER & MEYER Verlag
Von-Coels-Str. 390
52080 Aachen

Telefon 02 41 - 9 58 10 - 25
Fax 02 41 - 9 58 10 - 10
E-Mail vertrieb@m-m-sports.com
Website www.dersportverlag.de

MEYER & MEYER VERLAG

Abonnieren Sie unseren kostenlosen Newsletter unter **www.dersportverlag.de**

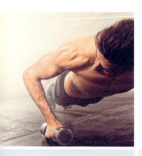

FITNESS

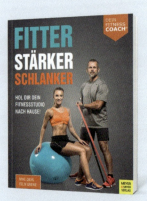

ISBN 978-3-8403-7552-1
[D] 19,95/[A] 20,60

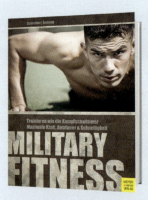

ISBN 978-3-89899-966-3
[D] 24,95/[A] 25,70

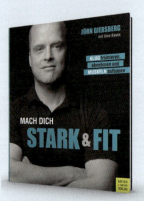

ISBN 978-3-8403-7577-4
[D] 25,-/[A] 25,70

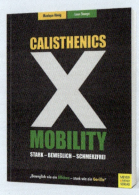

ISBN 978-3-8403-7639-9
[D] 22,-/[A] 22,70

MEYER & MEYER VERLAG

MEYER & MEYER Verlag
Von-Coels-Str. 390
52080 Aachen

Telefon	02 41 - 9 58 10 - 25
Fax	02 41 - 9 58 10 - 10
E-Mail	vertrieb@m-m-sports.com
Website	www.dersportverlag.de

Abonnieren Sie unseren kostenlosen Newsletter unter **www.dersportverlag.de**

GESUNDHEIT

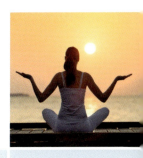

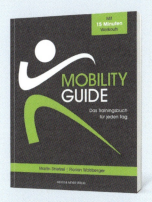

ISBN 978-3-8403-7659-7
[D] 30,-/[A] 30,90

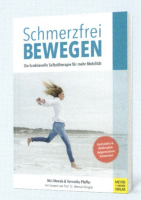

ISBN 978-3-8403-7658-0
[D] 22,-/[A] 22,70

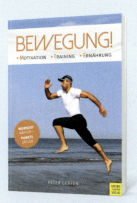

ISBN 978-3-8403-7642-9
[D] 22,-/[A] 22,70

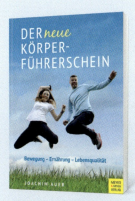

ISBN 978-3-8403-7626-9
[D] 22,-/[A] 22,70

Preisänderungen vorbehalten und Preisangaben ohne Gewähr! Bild oben links © AdobeStock

MEYER & MEYER Verlag
Von-Coels-Str. 390
52080 Aachen

Telefon 02 41 - 9 58 10 - 25
Fax 02 41 - 9 58 10 - 10
E-Mail vertrieb@m-m-sports.com
Website www.dersportverlag.de

MEYER & MEYER VERLAG